著者 勝屋なつみ
Katsuya Natsumi

作業療法はおもしろい

あるパイオニアOTのオリジナルな半生

Community Based Rehabilitation CBR

作業療法はおもしろい　あるパイオニアＯＴのオリジナルな半生

目次

まえがき

「作業療法士・鎌倉矩子」に会いに行く。

２０１１年3月11日、午後2時46分。東北地方太平洋沖地震が起こった。

私はそのとき、1年以上にわたる「作業療法士・鎌倉矩子」に関わるインタビューを終え、どう書こうか悩んでいる最中だった。まだ、何を書けばいいのか、全く見えていなかったのだ。そこに、大地震が来た。場所は、神奈川県川崎市新百合ケ丘の駅近くにある6階建ての商業施設の2階。ちょうど、ひとりで買い物に出ていた。

ビルは大きく長く揺れ、私はあわてて外に飛び出し、揺れが収まるのを待った。駅前のロータリーは、携帯を片手に不安そうに立ちすくむたくさんの人たちで溢れていた。

マグニチュード9・0、最大震度は宮城県栗原市の震度7、東北地方太平洋沖地震である。そのあと、東北地方と関東地方の海岸線には、場所によっては高さ40メートル近い津波が押し寄せた。その地震と津波のせいで、2万人近くのたくさんの命が奪われた。

悲劇はそれだけではなかった。次の日に、福島第1原発の1号炉から3号炉までが炉心溶融し、定期点検のため停止していたはずの4号炉までが爆発し屋根が吹っ飛んだ。そして、大量の放射性物質が大気中にばらまかれた。

あのとき、たぶん、被災地の人たちだけではなく、日本人の多くが、それまでの〝当たり前〟だと思っていた日常が、〝当たり前〟ではなかったことに気づいたと思う。

何とか生き残った被災地の人たちは、愛する人を失い、住む家を失い、仕事を失い、悲嘆にくれていた。そして、遠く離れて暮らす私自身も、そのあまりの天災の大きさにうろたえ、そのあと起きた人災と言える原発事故に、暗澹たる気持ちになった。
今まで、私たちが作って来た生活は、社会は、一体何だったんだろうと思った。
被災地の人はもちろんのこと、この私も、そのとき、未来が見えなくなった。

3月11日以降に、大量に流れて来た情報の中で見たもの。

何とか助かった人たちのそのあとの苦難を、テレビや新聞、ネットは、伝え続けた。電気も水道もガスも、すべてのライフラインがストップしていた。着の身着のまま逃げて来た人たちで、避難所はあふれていた。避難所の外では、冷たい雪も降っていた。その中に、小さな赤ちゃんも、歩くこともままならない高齢者もいた。当然、認知症の高齢者や、発達障害などの障害を持つ子どもたちもいただろう。病院や施設が機能しなくなったために、多くの病人たちや障害者たちも、避難生活を送らねばならなかった。被災地が余りに広大であったために、救援活動も遅々として進まなかった。そこには、本当にたくさんの問題が起きていた。

3月23日に原発事故でばらまかれた放射性物質が原因で、福島県須賀川市のキャベツの摂取制限指示が出た。その翌日、野菜農家の64歳の男性が自殺した。この男性は30年以上前から有機栽培を手掛け、安全な野菜作りに励んで来たという。地震で自宅は倒壊していたが、約7500株のキャベツは無事で、それを出荷しようとした矢先だった。3月29日の朝日新聞のネット版asahi.comによると地元の小学校の給食のキャベツも、彼の育てたキャベツが使われていたとある。彼は、自分が長い間誇りにして来た仕事を、理不尽な原発事故で奪われたのだ。その他にも、船を失った漁師たちや、店や工場を流されて仕事を失った多くの人たちが、自分の役割を失い、未来を失い、途方にくれていた。人にとって、やるべきことが無くなるということが、その人の生きる力を奪ってしまうのだと、つくづく思い知らされた。

しかし、そんな中で、頑張っている人たちがいた。消防士、警察官、自衛官、役場の職員、看護師、医師、保健師、介護士……、といった人たちだ。

彼らは、どんなに辛くても、悲しくても、やらねばならない仕事が目の前にあった。大変だったとは思う。辛かったと思う。しかし、自分の役目を果たすために、精力的に動いていた。

また、やるべきことを失った人たちの中にも、今の自分にできる何かを見つけ、それを始めた人たちがいた。瓦礫撤去や、避難所の整備、行方不明者の捜索、炊き出し……。テレビや新聞で報道される彼らは、黙々と働いていた。ときには、笑顔で、周囲の途方にくれている人を励ましてもいた。避難所の子どもたちは、最初は余震に怯え泣いていたけれども、そのうち、群れをなして走り回って、遊び始めた。

私はすごいと思った。

心は絶望の中だろう。しかし、やるべき仕事を見つけた人は、その仕事が3月11日前にやっていた仕事よりもささやかで、お金にならないものだったとしても、一歩前進しているように見えたし、どんなに辛い環境の中でも、遊びを見つけた子どもたちは、生きて行くための力を得たように見えた。

私は気づいた。これこそが「作業」の本質なのだと。

作業療法における「作業」とは、何でもいいわけではないのだ。かといって、すごい「作業」でも、特別な「作業」でなくてもいい。大切なことは、その人にとって、やる価値のある「作業」、やってよかったと思える「作業」でなくてはならない。また、誰かにやってもらえる受身の「作業」ではなく、本人が自分でやろうとする自律的な「作業」でなくてはならない。

「作業療法士・鎌倉矩子」は、自著『作業療法の世界*　作業療法を知りたい・考えたい人のために』（三輪書店）の中で、同じ言葉を2回記している。2回目は、こんなふうに訴えている。

〝もう一度言おう。「人間は、作業をすることを希求する存在である」。〟

何もかもが無くなった東北の地で、自ら動き出している人たちがいた。そこには、その人たちが生きていくために、自分自身を支える本当の「作業」があった。

そして、一方で、自分にとっての「作業」を希求している人々がいた。何をやっていいのか、どうしていいのか分からずに、苛立ったり、呆然と立ちすくんでいる人たちがいた。つまり、作業療法を必要としている人たちがたくさんいたのだ。ここに作業療法士（以下・OT）がいれば、何かが少し動き出すかもしれない。作業療法とは、病気の人や障害を持っている人たちだけではなく、こういった被災地の人たちのためにも必要な仕事ではないかと、私は思った。

地震の1カ月半後の4月22日、インタビューの最終確認のために「鎌倉矩子」を訪ねた。そのときに、東北地方太平洋沖地震のことをどう思うかと聞いてみた。すると、彼女はこう言った。

「人は作業が無くては生きていけないということを、本当にみんなに分かってもらえるときですよね。私も、応用力が十分に育っているOTが大勢いて、ボランティアとして震災の場に行って、被災者の人たちにちょうどよい作業を、機会を、場を作るとかいった仕事をできるとよかったのになあと思いました。実際にもう、現場に出かけた人がいるかもしれませんけれど。私も若かったら、そういうのを試すのに、本当にいいチャンスだったろうなと思いました」

＊鎌倉矩子（鎌倉矩子、山根寛、二木淑子編）：作業療法の世界―作業療法を知りたい・考えたい人のために、三輪書店、２００１

２０１０年１月27日。「作業療法士・鎌倉矩子」に、初めて会う。

それは、東北地方太平洋沖地震よりも、一年以上前のことだった。

「鎌倉矩子」は、そのとき作業療法に関わるほとんどの仕事から身を引こうとしていた。

場所は、ＪＲ中央本線のとある駅。同行者は、「鎌倉矩子」の古くからの知り合いである元・三輪書店会長で、現・ＣＢＲの社長である三輪敏さん。

私たちは「鎌倉矩子」を取材するために、彼女の住む地を訪ねたのだ。彼女が車で駅まで迎えに来てくれることになっていたのだが、私たちは待ち合わせ場所が分からず、ウロウロと迷っていた。そこへ、ひょいと「鎌倉矩子」は現れた。

「いやあ、分からなかったですか?」

待ち合わせ場所にたどり着かない私たちを心配して、わざわざ駅まで救出に来てくれたのだ。白髪まじりの短めのソバージュヘアを風になびかせながら、赤茶色のダウンジャケットにグレーのズボン姿で、「鎌倉矩子」は、颯爽と登場した。

そのとき私は知らなかったのだが、「鎌倉矩子」はすでに70歳であり、それなのに服装だけでなく身のこなしも軽やかで、何となくシャレていた。簡単に言うと、ババ臭くなかったのだ。

そのあと、私たちは彼女の愛車に乗り込み、一路彼女の自宅へ向かった。

私たちが訪ねた日は、見事な冬晴れ。空気がきりっと澄み渡り、遠くに見える山々は雪をいただいていたが、目の前に広がる平地のほうには、雪は全く無かった。

「鎌倉矩子」の住む町は、長野県の中心にある諏訪盆地にある。

盆地なのだから当たり前だが、南側から時計回りで南アルプス、中央アルプス、北アルプスが壁のように連なっており、続いて美ヶ原、蓼科、八ケ岳と、どっちを向いても山、山、山だ。

車は、めいっぱい空が広がる町中をぐんぐん突っ走り、そのうち広大な畑の中の道に出た。

「ここ、夜、走ると、いいんです。飛んでいるみたいなんですよ」

彼女は、楽しそうに助手席の三輪さんに話しかける。

そこらへんは街灯など1本も見あたらないから、夜は真っ暗闇になるのだろう。日がとっぷりと暮れてからこの道を車で突っ走ると、『銀河鉄道の夜』みたいに、暗闇の中に浮かんでいるような気分になるのかもしれない。

ここも、ブンブンと突っ走る。かなり荒っぽい運転である。

「あれが、私の八ヶ岳」

くいっと畑の中の交差点を曲がり、真正面に八ヶ岳が見えたとき「鎌倉矩子」がつぶやいた。

102歳になる母親と二人で暮らす家に無事到着。

２００５年４月16日に、65歳の「鎌倉矩子」は国際医療福祉大学（以下・国福大）大学院での常勤の仕事を終え、母娘でこの地に戻ってきた。そのとき「鎌倉矩子」の母は97歳で、認知症を発症したばかりであった。その戻って来た日のことを、彼女は、はっきりと覚えていた。

「その日はヒメコブシが満開になっていてとてもうれしかった、ということを憶えています」

庭の真ん中に１本立っている木のことだ。薄ピンクの花が満開だったらしい。

ここは彼女の父親が退職後に暮らした家があった場所であり、家屋は、広島大学（以下・広大）教授時代に夏の家として自ら設計して建てた平屋だ。

私たちが訪ねたときも、「鎌倉矩子」が愛するそのヒメコブシが、私たちを真っ先に出迎えてくれた。真冬なので、ヒメコブシには葉は一枚もついていなかったが、可愛らしくまあるく枝がカットされていた。そして、青空に向かってすくっと真っ直ぐ、健気に立っていた。

今から思うと、このヒメコブシは「鎌倉矩子」みたいだったと思う。

「最初に三輪さんに、私ごとき者の話を本にしてもアトラクティブなものになろうとはとても思えないですから、いつでも撤退してくださいね、って言いました。そのこと、勝屋さんに伝わっています？ 本当に特長のない女の子が、そのままずっと婆さんになったというだけなので、勝屋さんが、この話は無しにしたほうがいいと思うときが、きっとあると思うんです」

「鎌倉矩子」は、そのあとも、2回、同じ台詞を私に言った。

〝平凡な私の話など本にはならないから、いつでも止めたくなったら撤退して下さい〟と。

それは、謙遜というのとは違っていて、確信を持っているように「平凡な私」と言ったのだ。

これは「作業療法士・鎌倉矩子」を巡る本である。

ここまで、「鎌倉矩子」についての初対面の印象を長々と書いてしまったが、「鎌倉矩子」とは誰だ？ という人もいるかもしれない。

しかし、少なくとも日本でOTという仕事に従事している人だったら、名前ぐらいは知っているはずだ。教科書の著者や編者として、研究論文の発表者として、大学教授として……。

もし知らなかったら、失礼ながら、OTとして、勉強不足だと私は思う。

そして、これからOTになりたいと思っている人や、とりあえずOTになろうと考えている人は、この名前を、この名前が示すものを、知っていたほうがいいと思う。

OTは、単なる資格職業ではない。そういう自覚を、あなたは持っているだろうか。

ちゃんとした「もの」や「こと」には必ず、成り立ちがある。それはすべての「もの」や「こと」に通じることだ。そして、その成り立ちの過程がどうであったかによって、「もの」や「こと」の中身が違って来る。だからその成り立ちを知ることは、とても大事なことだと思う。あなたが目指す仕事「作業療法」は、ちゃんとした成り立ちがあったから、今があるのだ。「鎌倉矩子」と言う人は、日本の「作業療法」のその成り立ちに深く関わった人である。

私が、「鎌倉先生」ではなく「鎌倉さん」と呼ぶ理由。

「鎌倉矩子」のことを知る多くの人たちは、彼女のことを「鎌倉先生」と呼ぶ。

約46年間の彼女の職業歴の中で、教育者が約22年と一番長かったことが最大の理由ではあろうが、「先生」と呼ばれるにふさわしい業績の人でもあり、また、教え子だけでなく、たくさんの人たちに慕われるその人柄も大きく影響していると思う。

しかし、私は、ＯＴではない。そのことを、今、少し残念に思っている。

「鎌倉矩子」について深く知るために、本人だけでなく、「鎌倉矩子」の周辺の人たちにもいろいろとインタビューをした。そのうち自然と「作業療法」という仕事に憧れ、羨んだ。とても深くて面白い仕事だと思った。自分もこの世界に参加したかったと思った。けれども、私は、医療やら、リハビリテーションなどについては、素人同然の単なるライターにしか過ぎない。「鎌倉矩子」の信奉者には大変申し訳ないが、私はこの本では、彼女のことを「鎌倉さん」と呼ぼうと思う。彼女に取材しているときも、敢えて「先生」と呼ばずに、「鎌倉さん」で通した。

人々が知る「鎌倉先生」ではない、「鎌倉さん」に少しでも迫ることができたらと思ったからだ。それゆえ、ここから「鎌倉矩子」ではなく、「鎌倉さん」の話を始めたい。

＊この本には鎌倉さんの他に、たくさんの方々が登場する。敬称についてだが、実際に話を聞いた方々を「○○さん」とし、直にお会いできなかった方々は「○○氏」とした。

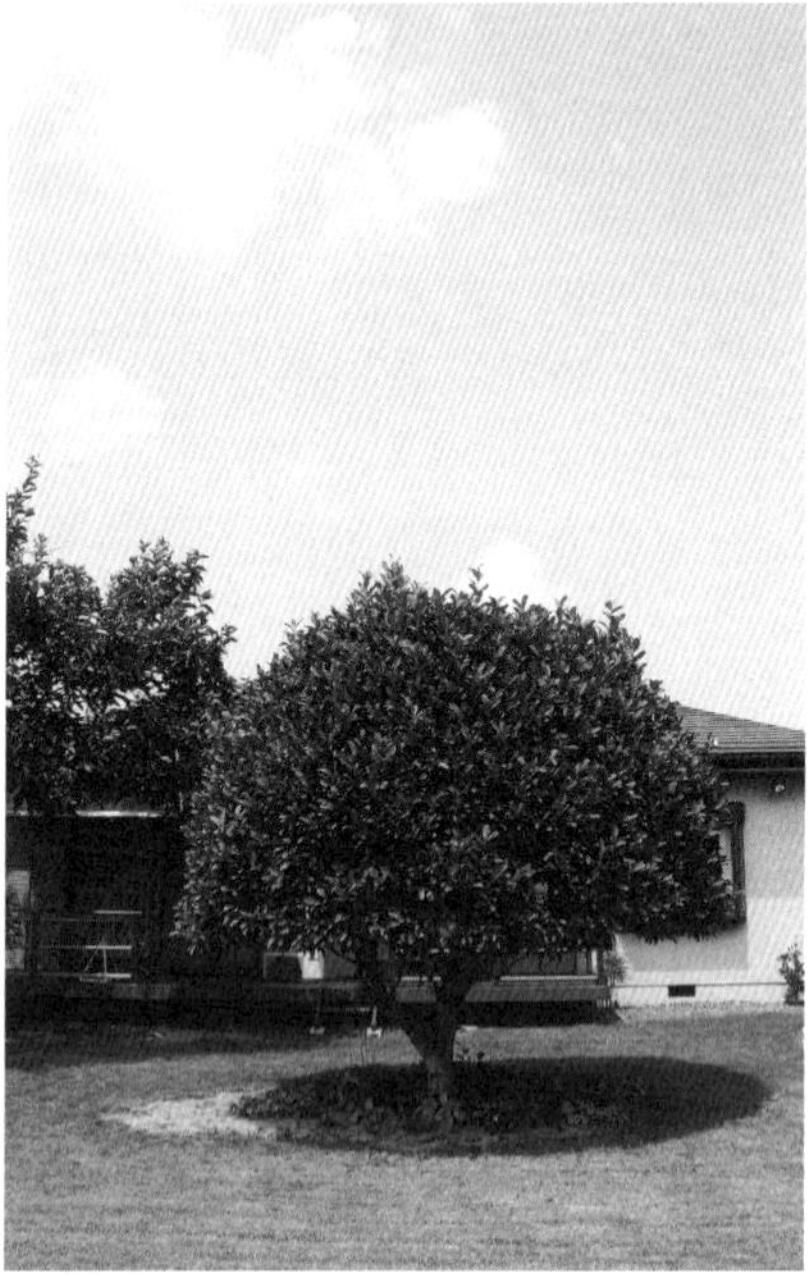

今、「鎌倉矩子」が住む家のシンボルツリーであるヒメコブシ。（2011年8月撮影）

第1章

「作業療法」のことをとことん調べる。

私は「作業療法」について、何も知らなかった。

鎌倉さんに会う前、私は恥ずかしながら「作業療法」ついて、何も知らなかった。なので、ありとあらゆる方法で「作業療法」を調べた。

友人の知り合いの28歳の若いＯＴにも、実際に会い行き、話を聞いた。その若く真面目なＯＴは、教科書を書いた人として鎌倉さんの名前を知っていた。けれど、彼女にとっては、鎌倉さんは遠い、遠い、雲の上の存在のようだった。

それは当たり前だったことが、あとで分かる。２０１１年の３月の時点で、ＯＴの有資格者数は延べで５万７１９６人になっていた。ここ数年は、毎年４～５０００人ずつ増加している。これじゃ、若い彼女が会ったことがないはずだ。

リハビリテーションのもう一方の担い手である理学療法士（以下・ＰＴ）は、９万７１０人。ＰＴとＯＴにぐんと遅れて、１９９９年に国家資格となった言語聴覚士（以下・ＳＴ）は、２０１１年３月時点で合計１万８９６０人。他にもリハビリテーションに関わっている職種はリハビリテーション専門医、看護師、臨床心理士、ソーシャルワーカーといろいろあるけれど、この三つの職種の約17万人が、今の日本のリハビリテーションを主に支えていることになる。

一応、ここで「リハビリテーション」についておさらいをしておこうと思う。

古い資料だが、そのほうが、鎌倉さんが取り組んできた日本のリハビリテーションが、当初何を目指していたかが、少しは理解できるのではないかと思ったので、ここで紹介しよう。

鎌倉さんが若い頃、臨床家として仕事をした東京大学医学部付属病院のリハビリテーション部（以下・東大病院リハ部）の部長であり、その後東大教授、日本リハビリテーション医学会会長も務めた上田敏氏は、１９７１年発刊の自著『目でみるリハビリテーション医学』（東京大学出版会）で、リハビリテーションとは〝「全人間的復権」という理念〟と書いている。

〝語源的にみるとrehabilitationという語の中核をなすのはhabilisというラテン語の形容詞であって、「(何かをする）用意ができた、適した」という意味のものである。これにre-（再び）という接頭辞がつき、働きかけを示す接尾辞がついて、「再び適した（資格のある、権利がある）者にする（to make fit again)」ということばができ上がった。これは中世では宗教上の破門の取消しの意味でもちいられ、ジャンヌ・ダルクが火刑を受けた後に「名誉回復」された時にもこの語が使われたという。〟（『目でみるリハビリテーション医学』より）

そして、時が経ち、「犯罪者が刑に服し、社会に復帰すること」を指すようになり、その後医学的な意味でもこの言葉は、使われるようになったと、この本にある。

上田氏は、医学の場で「リハビリテーション」という言葉が使われるようになった理由を、二つの変化にあるとしている。

一つは「疾病構造の変化」。そしてもう一つが医学における「思想の変化」だ。

「疾病構造の変化」というのは、抗生物質の登場や衛生環境がよくなったために死亡する人が激減し寿命は一気に延びたが、慢性疾患や障害を持つ人が増えたということである。それによって医療の対象は「病気」ではなく、「病気や障害を持った人」であるという「思想の変化」が起こる。

その結果、医学の場で、「リハビリテーション」という視点が生まれたのだ。

次に、私の家にあった1981年版の平凡社『世界大百科事典』で、調べてみた。

〝社会復帰、更生などと訳されることもあるが、十分意をつくさないうらみがあるので英語のまま用いられることが多い。リハビリテーションの定義として最も広くおこなわれているものはリハビリテーション全米委員会の定めたもので、〈障害者の身体的・心理的・社会的・職業的有用性を可能な最大限度にまで回復させる〉ことを意味する。〟

この項目の文責は、元・国立療養所東京病院院長であり、1963年に設立された日本初のPTとOTの養成校・国立療養所東京病院付属リハビリテーション学院院長であった砂原茂一氏である。結核の専門医だったことから、リハビリテーションの世界に深く関わり、日本のリハビリテーションを牽引した功労者のひとりである。この項目は、こう続く。

〝リハビリテーションの原則は単に障害者に同情し庇護（ひご）することではなく、むしろ援護を必要としない一人立ちの社会人に仕上げることであり、アメリカ流にいえば納税者をつくることである〟

鎌倉さんが書いた『作業療法の世界』を読んだ。

まえがきでも紹介したが、『作業療法の世界』は、素人の私から見ても名著だと思う。読みものとしても興味深かったし、鎌倉さんの文章は率直で、とても歯切れのいいものだった。

この本の「はじめに（初版の序）」に、鎌倉さんがこう書いている。

〝（前略）たまたま手にした古本屋の在庫リストに２００年前のピネルの著書の復刻翻訳版を見つけたときは、ほんとうに神に感謝をしたい気持ちであった。外国にも日本にも、遠い時代を生きた人々の中に、いやいまもまだ元気でおられる方々の中にさえも、作業療法の実践に情熱をかけた人々がたくさんいたと知ったことは感動的であった。〟

私の知らなかった作業療法という仕事は、遥か昔、18～19世紀の道徳療法にあるとされ、それは人道主義を基本としているものであった。

ならば、人道主義とは何か。『広辞苑（第二版補訂版）』（岩波書店）には、こうある。

〝人類全体の福祉の実現をめざす、人間愛を根本におく立場。（中略）博愛主義とほぼ同義〟

そして、「福祉」という言葉の本当の意味も、改めてここに記しておこうと思う。

「福祉」とは、本来は「幸福」、「幸せ」という意味である。

精神科医、フィリップ・ピネルが、それまで鎖で拘束されていた精神病者を解放したと言われているが、そのきっかけが、当時の精神病院である救済院の監護人ピュサンであった。

ピネルはピュサンが〝あるときは温情をもって、あるときは厳しく断固たる態度をもって患者に接しているのを見た。またあるときには、機智に富んだはからいによって危機を回避するのを見た。（中略）いままで自分が考えていた治療とは別の、つまりは素人が行う人道的な処遇によって、病いからの回復が促されていくのを見たのである〟（『作業療法の世界』より）。ピネルは、精神病者に対する処遇の基礎には人道主義がなければならないと考えるようになるのだ。

日本で人道主義的なこととしての精神医学の治療に作業が用いられたのは、1900年の初め頃だ。欧州視察から帰って来た精神科医・呉秀三によって、東京府巣鴨病院において、それまでの隔離、監督、拘束が一掃される。

そう、作業療法の誕生したきっかけが、医師や監護人が、患者を、同じ「人」として対し、その人――患者がより「幸福」になるようにしなくてはいけないと気づいたことにあるのだ。

すなわち、病の人を「幸福」にする仕事が、作業療法ということとなる。

『作業療法の世界』の序章で、鎌倉さんは「私は作業療法士」と宣言し、こう書いている。

〝作業療法とは、人がそれぞれよりよい作業的存在となることができるように助け導くしごとのことである。各人が体と心と脳を使ってその人にふさわしい作業を営むことができるように、助け導くしごとのことである〟

鎌倉さんは、「幸福」だとか「幸せ」だとか、そういった曖昧な言葉は決して使わない。

この鎌倉さんの言葉の中で「幸福」に一番近いのが、「よりよい」だろう。人がよりよい状態にあるためには、その人にふさわしい「作業」が必要だと、鎌倉さんは言っているのだ。

日本作業療法士協会（以下・OT協会）のホームページには、作業療法の対象は主に四つの領域に分かれている、とある。

脳卒中やパーキンソン病、リウマチ、脊髄損傷などにより体に障害のある人。

統合失調症や躁うつ病、アルコール依存症、認知症などにより心に障害のある人。

脳性麻痺、精神発達遅滞、自閉症、学習障害などにより発達期に障害のある子供。

認知症、脳卒中、骨折などにより老年期に障害のある人。

つまり身体障害、精神障害、発達障害、老年期障害の四つなのだが、原因から病名、症状、対象年齢までとにかく広く、そこで起こるありとあらゆる機能障害だけでなく、精神状態、生活活動、仕事といった社会活動までを対象にしているのだ。あまりの領域の広さに、呆然とする。

常に比較される理学療法のほうは〝病気、けが、高齢、障害などによって運動機能が低下した状態にある人々に対し、運動機能の維持・改善を目的に運動、温熱、電気、水、光線などの物理的手段を用いて行われる治療法〟（日本理学療法士協会ホームページ）と、やけにきっぱりしている。これこそが、それまで、私がリハビリテーションだと思っていたものだったのだ。

知れば知るほど、次々と疑問が湧いて来た。理学療法とどう違うのか？

歩けるようになってトイレに行くのも、散歩に行くのも、「作業」と言えるのではないのか？

言葉を発し、コミュニケーションをとることも作業と言えるのではないか？　ＰＴがやっていることも、ＳＴがやっていることも、結局は「作業療法」になるのではないか？

しかし、悩んだのは私だけではなかったことが、あとで分かる。この問題は、ＯＴを目指す誰もが、通る道でもあったようなのだ。これがとても難解で、大問題だったらしいのだ。

人は誰しも自分の仕事の意味を知り、納得し、その上で取り組みたいと思うはずだ。私だって、そう思って仕事をして来た。本当にこれでいいのか。何のためにこの仕事をしているのか。ほんのわずかでも、私のやっていることは世の中に役立っているのか。

仕事は確かに生活の糧である。生きていくためには、お金が必要だ。仕事とはそういうものだから、割り切ってやるべきだ、仕事に意味を見い出す必要は無い、と言う人もいる。それでも、私は思う。人は、社会の中での自分の存在理由を知りたいはずだと。

たぶん、鎌倉さんも、そう考えたはずだ。いや、考えたのだ。

私が読んだ『作業療法の世界』は初版ではなく第2版だった。そのとき、64歳になっていた鎌倉さんは「第2版の序」（２００４年）にこう書いている。

〝私が本書の初版を世に問うたのは思い出深い２００１年春、広島大学を退職した年である。作業療法に対する40年の思いの総決算のつもりであった。

幸いいろいろな方々が感想を寄せてくださったが、その中に、「これを読んでほっとしました」というのがあったのが印象に残っている。まことに作業療法は、人を引き寄せ、そして惑わせるしろものではある〟

第2章

誕生から大学まで。東大でつまらなさを学ぶ。

「作業療法士・鎌倉矩子」は、1939年9月29日、長野県岡谷市に生まれる。

「9、9、9、9だから、四苦八苦して生きて来たんです。9が四つあるでしょ」と、鎌倉さんは自分の誕生日を解説した。確かに、少し前の9月1日にナチス・ドイツ軍とスロバキア軍がポーランドに侵攻し、第二次世界大戦が開戦していた。鎌倉さんが生まれた翌日、日本政府は〝産めよ殖せよ国のために〟という標語を掲げ、やがて日本も参戦して行く。

そのとき鎌倉さんの父親は40歳、母は33歳。父親は小学校の校長であり、母親も小学校の元・教師だった。兄がふたりいて、長男とは七つ、次男とは四つ離れていた。鎌倉さんは、三番目の末っ子だったのだ。

保健医療史でこの時代を眺めると、まだOTという職種は誕生していないが、その5年前の1934年に、初の結核患者作業療養所として東京府立静和園が開所している。

当時、伝染病である結核は死の病として恐れられており、患者になると家族からも切り離されて療養所に隔離された。特効薬であるストレプトマイシンが発見されるまでは、治療法は安静と栄養だけしかなかった。その隔離した患者をいかに療養生活させるかということが、当時は重要な課題だった。その翌年に、結核軽快者を収容する国立結核療養所・村松晴嵐荘が開所。清掃、買い物、散歩などの作業療法的なるものが行われるのだ。

また、1942年5月、後に鎌倉さんの最初の就職先となる整肢療護園（現・心身障害児総合医療療育センター）が、当時、東京帝国大学整形外科教授であった、高木憲次氏の強い願いによって、東京都板橋区小茂根に肢体不自由児施設として設立されている。

整肢療護園は、肢体不自由児たちを、ひとりの人間として尊重し、障害の克服を目指し、その能力を育て、将来社会の一員としての責任を果たせるようにさせることを目標としていた。

幼い鎌倉さんに父親がつけた愛称は、「味噌玉」。

「めちゃくちゃ太ってたんです。味噌玉というのは、大豆を煮た物を固めて、丸めて、縄で結わえて、干し柿みたいに吊るすんです。その形に、顔の形が似ている。下膨れで」

娘を味噌玉とからかった父親は、普段はとても静かで、勤勉実直な人だった。母親の話だと、娘をとても可愛がっていたそうだが、鎌倉さんには父親の思い出があまり無い。

それには理由がある。鎌倉さんは、父親とは５歳までしか一緒に暮らしていないからだ。そのあと５人家族がバラバラになるのだ。すべて戦争のせいだった。

１９４４年６月に将来の戦力となる子どもたちを守るために、「学童疎開促進要項」が閣議決定され、大都市部から地方へ、縁故疎開や集団疎開が始まった。鎌倉さんも翌年、次兄と子どもふたりだけで、父親の実家に疎開させられた。縁故疎開である。

「当時、父の母と兄嫁さんだけが女ふたりで暮らしていたんです。そこへ小学校入学前の私と小学校３年の次兄が送り込まれたんです」

しかし、日本は１９４５年８月に敗戦。ＧＨＱ（連合国軍最高司令官総司令部）のもと農地解放が実施される。このままだと、鎌倉さん一家の土地も雲散霧消してしまうことになった。

「土地の一部を取り戻せば、お米ぐらいは作れるだろうということで、今度は父が母を、私たちが疎開していたところへ送り込んだんです。父の実家の隠居屋っていう年寄り用のちっちゃな家を借りて、そこに母と次兄と私とが住んで。母はそこで農業をすることになったんです」

長兄は、飯炊きとして父親の赴任先に残った。そして、長兄が大学へ進むと、次兄が飯炊きとして父親の赴任先に呼び寄せられる。そんなふうに、家族はバラバラになるのだ。

「それから、私は、母とふたりの生活が長かったです。家族バラバラに過ごしたのは、たまたまです。うちは田畠をちょっと取り戻せば、何とか家族が暮らせるのでそういうことになったし、父のお給料もあまりあてにできなかった。世の中じゅうで給料遅配があったんです」

農業をそれまでやったことがない母親が、家族の食料を確保するために畑を耕したのだ。

「母はよくやったなと思います。すごく素直で明るい人で、昔風ですね。昔の女の人って、主人に逆らうことはしないでしょ。夫婦喧嘩も見たことないです」

この頃、日本の「作業療法」は芽吹きの時代に突入する。

さまざまな医療・社会保障政策が、GHQの指導のもと、推し進められた。

1948年、結核予防のためにBCG接種が義務化される。それまでずっと主要死因の第1位だった結核の本格的な予防が始まったのだ。

１９４９年、身体障害者福祉法制定。同年、傷痍軍人のために国立身体障害者更生指導所開所。まさしく戦後だ。戦争で傷ついた人たちのための治療やリハビリテーションが、大々的に開始されたのである。また、炭坑労働者のために、九州労災病院が開設されている。何故、九州なのかというと、そこにたくさんの炭坑があったからである。当時、石炭は黒いダイヤと呼ばれ、炭坑は国の基幹産業であった。しかし、その炭坑で大きな落盤事故がたびたび起こり、1回の落盤事故で数百名単位の死亡・行方不明者が出ていた。それらの事故によって障害を持ってしまった炭坑労働者のための治療やリハビリテーションは、急務の課題であったのだ。

１９５１年、ストレプトマイシンの結核患者への無料配布開始。これで劇的に患者は減少し、結核はリハビリテーションの対象ではなくなっていく。また、大阪府立身体障害者更生指導所の所長の田村春雄氏が、欧米における長いリハビリテーション史の中で治療法として育っていた、フィジカルセラピーとオキュペーショナルセラピーを開始すると宣言する。

１９５２年9月には、空襲でほとんどが消失し細々と活動していた整肢療護園が、社会福祉法人日本肢体不自由児協会の運営となり、設備も整え、同じ地に再び開園するのだ。

１９５４年には長谷川峰子氏が、札幌医科大学付属病院でオキュペーショナルセラピーを開始。精神科作業療法を学ぶために渡米していたのだ。彼女は、米国帰りの日本初のＯＴである。

１９５５年には、それまで長い間、日本での主要死因1位だった結核が一気に4位に陥落し、脳血管疾患が1位となる。脳血管疾患とは、いわゆる脳卒中のことだ。

そして、１９５７年、日本整形外科学会評議員会が「ＰＴ、ＯＴを養成する」と決議する。

小学校からずっと学級委員だった鎌倉さんは、1958年、天下の東京大学へ行く。

「ずーっと、本当にぼんやり生きていました」と、本人は言うが、小学校も中学校もずっと学級委員という超優等生だったようだ。それゆえ、名門女子校・県立諏訪二葉高校へ進学する。そして、東京大学（以下・東大）衛生看護学科（以下・衛看）へ進むのだ。

「あの頃は、大学へ行くなんて、本当はとんでもないです。中学卒の段階で同級生の大半は工場に働きに行くとか、東京に丁稚奉公(でっちぼうこう)に行くとか、そういう時代です。高校に行くのすら、ある限られた人数なんですね。だから大学に行くってことは、比較的稀な世代ですね。」

ましてや女性である。それなのに、それなのに、鎌倉さんは、当たり前のよう東大を目指す。

「珍しいかもしれません。でも、兄たちも大学へ行きましたし、何の疑いも無く、私も大学に行くと思い込んでいました。ただ、あるとき母が、これからの女の子は大学へ行ったほうがいいよって、言ったんですね。だから、親のほうではいろんな思いがあったのかもしれません」

きっかけは、長兄である。進学校の先生をしていた長兄を、鎌倉さんは心底尊敬していた。

「兄はある進学校の先生をしていまして、そこの卒業生から話を聞いたらしいんです。東大に衛看というのがあるそうだけれども、あれは女の子にいいと思うと。その卒業生が、いろんな可能性があるからとてもいいと言っていた、だからそこはどうか、って言ったんですね」

実は、長兄は、東大へ行こうと思っていた過去があったのだ。

「いわゆる悲運の秀才だったんです。兄は終戦のときに、ちょうど学制改革があって新制大学ができて、いろんな事情がありまして、東大を断念させられたんです。それで、自分が果たせなかった夢を、妹で果たしたかったたんじゃないかと思うんです。衛看はともかくとして、最初の２年間は教養だから、〝東大の先生の講義が聞けるんだぞ〟って、言ったんですよ。それで、兄がいいって言うんだから、きっといいんだろうと思って、うかうかと東大へ入ったんです」

ところが、入ってから〝しまった！〟と鎌倉さんは思うのだ。

「とんでもないですよっ！　授業が、全然面白くないんです。私の心がけが悪いかもしれませんけど、兄がいいって言っていた教養も、衛看の授業も面白くないんですよ。とんでもないところに入っちゃったと思ったんですけど、うちは経済事情がよくなかったので、浪人は絶対に許されないと思っていましたから、しょうがないと。私の大学生活は悲惨でしたね」

東京大学の衛生看護学科のこと。

東大の衛看は、１９５３年に医学部に設置された。別に東大病院併設の看護学校があったので、看護師養成というよりも、その教員を養成するための学科だったと思われる。

「本当はそうなんですけど、教えている先生も、入って来ている学生も、そんな気が無いんです。君たちは、医療と社会の狭間にある問題を拾い上げてそれでうまく生きていけ、みたいな」

「衛生看護」である。確かに「看護」だけとは言っていない。先生たちは、学生たちを煽る。衛生とは「ヘルス」である。「保健」である。だから、看護でなくていい。人の健康に関わることをいろいろやって、〝可能性を開拓しろ！　新しい道を開いて行け！　大志を抱け！〟

「看護じゃない先生が、そういうふうに教えたんです。だから卒業生は、研究職に進んだ人もいますし、医療行政系に入った人もいますし、ジャーナリズムに入った人もいたかなぁ……。看護に進んだ人は、1クラス40人で1割、そのくらいですね。めちゃくちゃな話です。乱世に生まれて、乱世を生きた、うふふっ」

　女性の社会進出なんて、夢のような時代だ。それなのに、乱世だし、開拓しろと言われるし、天下の東大だし、飛び抜けて優秀な先生だって揃っている。面白そうではないか。

「いやあ、大学は面白くない。どうして大学の講義って、あつまんないんですかね？　本当に魅力がなかったですねえ。先生たちが出てきて、こーんな顔して、ただつぶやいてだけで」

　鎌倉さんは、そこで思いっきりしかめっ面をして見せた。

　そんな鎌倉さんにとって、すごく大切だと思われる授業があったが、それだって散々だった。

「看護の心を教えるはずの『看護原理』。そこは、重要なはずだったんですけどねえ。その先生に対して失礼なんですけど、今からみてもあの先生の講義はよくなかったですね。だって、当たり前のようなことを、ただノートを読むだけ」

　しかし鎌倉さんは、どんなにつまらなくても、ノートを取らなくてはいけないと考え、真面目に取り組んでいたら、その先生は言ったのだ。

〝いいですよ、お書きにならなくても。あとでプリント差し上げますから〟

　これは、後に鎌倉さんの反面教師となる。

「思いがけなく先生になったとき、本当に私としては、努力しましたよ。授業を面白くしたい、惹き付けたいって。努力しました。ああいう、つまんない授業は、したくないと」

つまらない授業も、絶大な教育効果があったようだ。

ここで「リハビリテーション」というものに出会うのだ。

「看護は、あまりにつまらなかったもので、将来の進む道として、まず、私の中から除外されたんです。あとは何をやってもいいから好きなものを見つけろ、という精神がありましたでしょ。そのとき何かのきっかけで、リハビリテーションの思想に触れる機会があったんですよ」

人生を決めた大事件だと思うのだが、鎌倉さんはどんなきっかけだったか全く覚えていない。

「東大には五月祭というのがありますでしょ？　その頃の五月祭は、今みたいなどんちゃん騒ぎじゃないです。真面目でした。勉強したことを壁新聞にして発表するというのが主流だったんです。きっとリハビリテーションについての本を読んだんでしょう。それをやったんです。そのときにリハビリテーションというものに、初めて関心を持ったんですよ」

要するにこういうことらしい。自分は、看護師にはなる気は全くない。それでも学校では、医学や看護の実習がある。致し方なく患者さんに会うのだが、そこで、気づくことがあった。

人は病気や怪我が治っても、それだけで終わるわけではない。中には、もとの生活に戻れる人もいるだろう。しかし、ほとんどの場合は、大なり小なり身体や心のどこかに障害が残る。

その障害ために、前と同じ生活ができなくなる。生きていくことが大変になる。病気が治っても、そこから新たな苦難が始まるのだ。

「そういうことが分かったんですかね。患者さんを見ていて。だから、そこを何とか解決できる仕事ができたらいいかなあというふうに思ったんですね、きっと」

まさに「リハビリテーション」である。

そこへ、登場するのが、そのあともずっと、ずっと、鎌倉さんを導いてくれることになる、津山直一氏である。当時は、東京大学医学部付属病院分院整形外科助教授だった。津山氏は、その数年前に欧州留学から帰ってきたばかりだった。彼は、留学先のイギリスで、リハビリテーション医学に触れる。脊髄損傷の患者たちが、車イスで立派に更生し、社会に出て一人前の「人」として生きていた。それを見て、ショックを受けるのだ。

「それまで津山先生が知っていた日本の脊髄損傷の患者って言うのは、ただベッドに横たわって、褥瘡（じょくそう）を作って、そして化膿してその体液が垂れ流しになって、感染して死んでいく、そういうもんだったたと。ものすごい違いですよね。津山先生は、日本にもリハビリテーション医学というものを根付かせたい、という強い思いを抱いて帰ってらしたんです」

教壇の津山氏は、熱かった。とにかく熱かった。

〝本当のリハビリテーション医学を実践するには、医者も心を入れ替えないといけない。それだけでなく、イギリスにいたＰＴやＯＴが、日本に必要だ〟

そう、津山氏は、鎌倉さんたちに説いたのだ。

「そして、君たちの誰か、それをやらないかって、おっしゃられたんです。それで、おお、やろうじゃないの、って思ったんです」

鎌倉さんが、大学３年のときのことだ。自称・ぼんやりの鎌倉さんが、動き出した。

日本のリハビリテーションの世界も大きく動き始めていた。

東京大学医学部卒業後、無医村診療医を経て１９４９年に厚生省（現・厚生労働省）技官となった大村潤四郎氏は、１９５４年にイギリスの社会保障制度や施設を視察したのち、省内の有志によるリハビリテーション研究会を作りそこで論議を何年も重ねていた。

津山氏と同じく、大村氏も欧米で人道的なるリハビリテーション医学に出会い、何とかしないといけないと思ったのだろう。そんなふうに、敗戦後の日本を、欧米並みの国にしたい、医療や福祉もちゃんとしたものにしたいと熱く思い、行動した人々がたくさんいたのだ。

そのあと、大臣官房企画室参事官から同省医務局国立療養所課長になった大村氏は、１９６２年に「医学的リハビリテーションに対する現状と対策」の中間報告をまとめる。この中には、ＰＴとＯＴの養成所、各10カ所新設などの計画も含まれていた。そして、ＰＴとＯＴの養成のための予算請求をし、４０００万円ゲットする。予算を作る大蔵省（現・財務省）側にも、日本を欧米並の福祉国家にしたいと考える、主計官・金子太郎氏という人がいたのだ。

ＰＴ・ＯＴの養成と資格制度化へ、大きく舵が取られたことになる。

同じ頃、大阪市立ろう学校の養護教諭であった鈴木明子氏が、フルブライトの留学試験に合格し、1960年にアメリカに渡り、コロンビア大学医学部でOTを学び、その後アメリカで資格を取得。帰国後、初のPTとOTの養成校である国立療養所東京病院付属リハビリテーション学院の教員から始まり、東京都立府中リハビリテーション学院、札幌医大と、日本でのOTの育成に努める。彼女は、初代OT協会会長でもある。

また、国立身体障害者更生指導所が、WHO（世界保健機関）にOTの派遣を要請し、1962年に実現する。イリノイ大学教授ドロシー・オオモリの職能療法士技術者講習会が、5週間にわたって開かれた。前出の『作業療法の世界』によると、身体障害者に対するOTの理論と実技についての初の講習会であった。これは、鎌倉さんも全部ではないが受講している。

まるで鎌倉さんの大学卒業を待つかのように、日本のリハビリテーションの世界は大きく動いて行くのだ。

「鎌倉矩子」を巡る人たち——津山直一氏

正真正銘の恩師「津山先生」について話そう。

何回目かの取材のときに、同行の三輪さんが〝鎌倉先生の恩師というのは、津山先生だけですか?〟と聞いたことがある。鎌倉さんは、少し考えて〝上田敏先生にも、感謝はしています。本当によくしてくださいました〟と言ったけれども、〝恩師〟とは言わなかった。

鎌倉さんにとって唯一の〝恩師〟と言える人が津山氏なのだろう。

本当は、津山氏本人に会って話を聞きたかったのだが、2005年の2月5日に81歳で亡くなられているので、津山氏が1984年に東大教授を退官したときに出た総ページ数510ページという大著、退官記念文集『赤煉瓦雑稿』(蝸牛社、非売品)を三輪さんから借りた。

巻頭ページの津山氏の顔写真は朗らかに笑っていて、なかなかの一枚目なのだ。

『作業療法ジャーナル』(三輪書店)の1989年12月号に掲載されている、津山氏と鎌倉さんの対談記事〝リハビリテーションを目的とする(Rehabilitation mindedな)医療を〟も入手した。22年前のちょっとふっくらとした可愛らしい鎌倉さんと、65歳の若々しいループタイ姿の津山氏の写真があった。そこでの津山氏は、想像した通り、リハビリテーション医学について熱く語るエネルギッシュな人だった。

「うふふ、本当にそうですねえ、はい」

津山氏の私の感想を伝えると、鎌倉さんはうなずいた。

「私が先生に会ったのは、専門課程に入ってからだから、大学3年のときですね。津山先生は分院の整形外科部長をしていらしたのと同時に、私どもの整形外科の講義を受け持ってくださった」

分院のとき、津山氏は自分なりのリハビリテーションを始めたいと、整形外科病棟脇のベランダみたいなところに屋根をつけて訓練室を作っていた。それと同時に、講義もしていたのだ。

「とてもハンサムで熱気に溢れた方でしたから、みんな好きでしたよ。私だけじゃない。衛看の学生のみならず、男の人も女の人も、どんな人も惹き付けていた。津山先生という方は弱き者を助けるという使命感があったんじゃないかと思うんです。衛看というのは、東大の中でも、ちょっとはぐれ者みたいな位置にあるわけですから、いわば弱き者ですよね。そういう人たちにも、厭わずちゃんと優しく接する。東南アジアの留学生にも、すごく親切でしたね」

＊津山直一、鎌倉矩子：対談・リハビリテーションを目的とする（Rehabilitation mindedな）医療を、作業療法ジャーナル、第23巻第12号、８９６－９０３、１９８９

津山氏は、真の「選良」――エリートと呼ぶべき人だった。

津山氏は、１９２３年12月８日、兵庫県神戸市の開業医の家に生まれた。

神戸市立の小学校を卒業後、現在の私立甲南大学の前身である７年制の甲南高等学校理科乙類へ進む。ここは、今も、神戸あたりの良家の子息たちが集う名門校である。乙類というのはドイツ語のことで、甲類が英語だ。そんな教育を受けたあと、１９４２年、東京帝国大学医学部へ進学。第二次世界大戦の最中に医学を学んだことになる。そして、大学3年のときに終戦。

GHQの占領政策の一環として、教育改革が行われる。医学教育を6年にし、そのうえでインターンつまり研修医を1年、さらに国家試験をやることになったのだ。

津山氏はその第1回医師国家試験によって、医師免許取得。東大病院整形外科に入局。整肢療護園の創設者である高木憲次教授に学び、脊髄性小児麻痺の研究に取り組む。

そのあと、東京医科歯科大学整形外科助教授になったのち、1955年にイギリスへ1年間、続いて西ドイツのミュンヘンへ半年留学。このイギリスにいたときに、ストーク・マンデビル病院のリハビリテーション施設である脊髄損傷センターに1カ月滞在する。大昔、ここでユダヤ人医師が、車イス患者のアーチェリー大会を開催したことが、今も続くパラリンピックの起源と言われていて、人道的リハビリテーションの殿堂ともいえる病院である

ここでの体験が、真のリハビリテーションへの開眼だったと、津山氏は語っている。

〝その時は、ショックを受ける程の驚きでした。脊髄損傷者は当時の日本の考えだと、遠からず死ぬもの、どうすることもできない、社会復帰させることは不可能だという考えでした。褥瘡はできる、尿路感染は起こる、いずれにしても永くは生きられない。まだ私の頭の中はそんな考えでした。ところがストーク・マンデビルに行ってみると、6カ月以内に社会復帰している。褥瘡も尿路感染も起こさせることなく、残った機能を鍛え、新しい坐業の職場に向けて訓練した上、足を使わないで運転できる脊髄損傷者用の車を政府から無料で支給されて、退院して新しい職場に復帰して行く、社会に有用な者としての生活を送るために戻って行く患者の姿

を見て、次元の違うものを感じて、ショックを受けました〃（『作業療法ジャーナル』対談より）

鎌倉さんたちに、授業で熱く語った、あのエピソードである。

帰国後、１９５８年４月に東大付属病院分院整形外科助教授となり、以降５年間、衛看の教育にあたる。そこで鎌倉さんたち学生に、リハビリテーションをやらないかとけしかけるのだ。

そのあと、津山氏は、１９６３年４月、東京大学医学部整形外科助教授になり、日本リハビリテーション医学会創立に関わり、東大病院のリハビリテーション部創設にも関与する。

ＰＴ、ＯＴの資格制度ができた１９６６年の第１回から国家試験部会長も担当している。

１９７２年11月から東大を退官する１９８４年３月まで、東大病院リハ部部長も兼任する。

東大退官後は、国立身体障害者リハビリテーションセンター更生訓練所長、同センター病院長を兼務。１９８５年には同センター総長となり、センター総長退官後、日本肢体不自由児協会会長、日本心身障害児協会会長などを務めた。


ただし、津山氏が示してくれたのは、リハビリテーションの理念にすぎなかった。


衛看には、リハビリテーションの授業は無かった。だから、津山氏は、鎌倉さんがリハビリテーションの世界へ行くきっかけを作った人に過ぎない。

「津山先生は、ストーク・マンデビルの話だけなんです。そして、やらないか君たち、と働きかけられた。私の方向をグイッと決める役割を果たされたんです。でも、その中身の勉強は、自分でやりました。津山先生は、インパクトを与えた、そういう意味で恩師なんです、最初は」

〝最初は〟という言葉がつくところが、ミソである。津山先生が、並の先生と違うのは、ここからである。関わった人たちの面倒をとことんみるのである。

「私は、ようやく道が見つかりそうな感じがして、先生のところへ行き、それやりたいんです、と宣言したんです。就職も斡旋をしていただいたんです」

そのときに、手を挙げたのは、同じクラスからはあとひとりだけだった。のちにＯＴ協会の三代目の会長となる寺山久美子氏である。

みんながみんな、津山氏の話に乗ったわけではなかった。

「その頃は、日本に資格もないですし、リハビリテーションの〝リ〟の字もほとんどないわけですから。私だって、自分の運命はどうなっていくか分からなかったですからね。だけど、若いときって、そういうふうなことやりたいじゃないですか」

鎌倉さんは、かなりのチャレンジャーなのだ。

「卒業したあと、先生は、私のような者を集めて、勉強会を開いてくださったんです。それはきっと、自分がけしかけて、どうなるか分からない未開の分野に、卒業生数名を放り込んじゃったわけですから、責任があると思われたんだと思うんですよ。ときどきみんなを集めて、勉強会と称して、この本読め、っておっしゃったり、人を呼んで講義をしてくださったりしました」

それは、ずーっと、ずーっと続いた。

そんな津山氏が、東大の最終講義で泣いた。

「世の中には、津山ファンは満ち満ちていました。だから、東大引退の最終講義のときはすごかったですよ。大教室が人でいっぱいになって、花束もって馳せ参じた人たちが山ほどあって」

とても懐かしいことを思い出すように、鎌倉さんは遠く見つめながら話し出した。

「最後の講義のテーマは、何だったろう。ポリオの治療史、つまり医療というものは歴史とともにどういうふうに変わるか、というようなことだったような気がします。ポリオの最初は、よくわけが分からないから、脊髄に通電したりして。あとから思うと患者さんにとってかわいそうなことを、よかれと思って一所懸命やった時代があった。そういうふうに歴史とともに、医療のあり方が変わるという話だったような気がするんですが……」

鎌倉さんの記憶だと、そのポリオの話のあと最終講義は、大学時代、医学部の先生や共に学ぶ仲間たちが、戦争に駆り出された話に移っていった。

「仲間を戦場に送り出し、帰らなかった、東大の龍岡門から送り出して、その人たちが帰らなかった、という話をしながら泣いちゃったんです、津山先生。絶句しちゃってものが言えなかった。私にとって、そっちのほうが印象に残っちゃって、講義の内容が飛んでいるんです」

このとき、鎌倉さんも、そのときのことを思い出して胸が詰まったのか、押し黙った。

しかし、津山氏の話は、そこで終わらなかった。いつものユーモアも、忘れなかったのだ。

「戦争が終わって大学も研究を始めたんだけれども、研究費が無くって、先生はチンパンジーだか猿だかを使う動物実験をしていたんですって。その猿のために、自分は食べないでバナナをあげたという話。自分はお腹をすかしているのに我慢して、なけなしのお金をはたいてバナナを買って猿にそのバナナを差し出したのに、そいつはオレにバナナを投げつけたんだ！　あいつはオレに投げ返した！　って。そういう話をしましたね」

硬骨漢でもあった。１９５０年から始ったインターン制に対する廃止闘争は、更に東大全体を巻き込む闘争に拡大していた。その中、津山氏は教授になり、医学部、特に精神科病棟の自主管理闘争、俗にいう「赤レンガ闘争」に巻き込まれることになる。そのとき学生達とは大真面目にやり合い、一方で、収監されている学生も卒業試験を受けられるように、メディアに批判されながらも奔走する。自分の信念はとことん貫く人でもあった。

鎌倉さんが、教師になるきっかけを作った人でもある。

「津山先生は、私の人生の節目には必ず出てらっしゃるんです。本当に不思議。先生が、東大を60歳でお辞めになる3月31日に私を呼んだんです。その日に先生の研究室に行ったら、お前はやっぱり教師になれと、教師というものはいいものだ、と言われたんです」

１９８４年のことである。それまで専門学校だった府中リハビリテーション学院（以下・府中リハ学院）が、東京都医療技術短期大学（以下・都医短）に生まれ変わろうとしていた。都医短はこのあとに東京都立保健科学大学となり、現在は首都大学東京健康福祉学部である。

その都医短が、１９８６年４月開校に向け、教師を募集していた。そこを津山氏は勧める。

「私はそれまで、先生のおっしゃったことに必ずしも従順じゃなかったんですけど、先生が最後の日にこう言ってくださるんだから、やっぱり言うこと聞こうと思ったんです」

意外なことに鎌倉さんは、津山氏の勧めを断ったことが、結構あるらしいのだ。虎ノ門病院がリハビリテーション部門を開設したときや、地方の国立大学に医療技術短期大学部ができたときも何度も移籍を勧められたが、断っている。他にもある、博士論文のテーマである。

「博士号取らしてやろうと、津山先生から言ってくださったんですけれども、その頃の伝統としては、教授がテーマを分け与えるものだったんです。それが、つまらないと思って……」

津山氏が出したテーマは、腕を上げたとき肩甲骨はどのように動くか、というものだった。

「それって、私にとってはあんまり魅力が無かったもので、先生、私、他にやりたいことがあるんですけれど、いいですか？　って言って、自分のテーマでやらせてもらったんです」

鎌倉さんは、自分のやりたいテーマ〝物体操作に伴う手関節肢位の変化〟を提案した。そのとき、東京都老人総合研究所（以下・都老研）で取り組んでいた研究だった。

「だって、手が途中まで上がるときと、最後まで上がるときとで肩甲骨の動きがどう違うかなんて、ある程度分かっているんですよ。決定打が無かったというだけで。それだけじゃ何かつまんない。そう、思いません？　でも、運動学的には大問題だったらしいんですよ。それは、分かるんです。でも、私は運動学じゃなくて動作のほうに興味があったので、断った、へへへ」

鎌倉さんにとっては、恩師の提案よりも、〝つまる〟〝つまんない〟が重要のようだ。津山氏は、ちょっと小生意気な教え子の申し出を心よく受け入れ、ちゃんと指導教官になってくれた。

「ええ、でも、そもそも医学系というのは、指導しないんです。だから、私もそんなものだと思っていたんですけれど……、やっぱり津山先生は流石だと思いました」

論文を書き上げるまで何の指導もなかった。鎌倉さんも、これで終わるのだろうと思っていた。しかし、書き上げた論文を読み終わった津山氏は、ある箇所を指差して、言ったのだ。

〝これが、本当に、君が言いたいことなのか？〟

「それは、私が本当は思っていることがあるのに、それをストレートに書かないで、何となく常套句をそのまま書いてしまったところだったんですよ。先生のその一言は、そのあとの私を、一生左右しました。ものを書くときには、いつも、〝これが、本当に、君の言いたいことなのか？〟という先生の一言が、頭の中によみがえるんです。だから津山先生は、私にとって、本当の恩師なんですよ」

１９７６年11月に、37歳の鎌倉さんは、津山氏のもと、医学博士を取得した。

津山氏の『赤レンガ雑稿』は、後半部分が教授時代の日記になっているのだが、１９７４年5月25日に、鎌倉さんのことが出てくる。

〝25日、初日シンポ人間工学座長をつとめる。セミナー手、鎌倉君秀逸。（後略）〟

鎌倉さんはその日、日本リハビリテーション医学会のセミナーで、〝手の機能障害に対する作業療法—実際面〟という小講演を行っていた。

津山氏は、ちゃんと聴いていたのだ。

第3章

ブルンストローム・ステージとの出会い。そして、東大病院リハ部のこと。

卒業後の進路は自分で決めると鎌倉さんは固く心に誓っていた。

もちろん、「リハビリテーション」である。「進路」は自分で決めなければ、自分は一生、人を恨んで過ごすことになりかねない、と思っていたからだ。

ただし、最初の就職地についてだけは、親に相談した。

「当時は、リハをやりたいと言っても、就職先はそんなに無かったんです。で、日本で一ヵ所、九州労災病院が、リハをやっていた。津山先生は、最初はそこに行けっておっしゃったんですよ。だけど、その頃は新幹線なんて無いですから、あまりにも遠い。実家に帰って相談しました。そしたら、そんな親の死に目にも会えないようなところに行ってくれるなと言われ、先生にそう言ったら、では、整肢療護園にって。で、目出度くそこに就職させてもらったんですよ」

1962年4月、22歳の鎌倉さんは社会人のスタートを切った。

当時は、障害がある子どもは、家族から離れ施設に入り療育を受けるというのが一般的だった。整肢療護園はその走りの施設だ。3～18歳までの障害がある子どもたちがそこで生活し、同じ敷地内の訓練所と学校へ通う。そこには病院もあり、医師もいた。

鎌倉さんの仕事は、肢体不自由児の機能回復訓練を行うこと。一応、克服機能訓練士と呼ばれていた。

リハビリテーションをやるんだと自ら決意し、入った職場だ。さぞ、バラ色の社会人生活だろうと思ったのだが、ここも鎌倉さんにとっては、暗黒の日々だったらしい。

リハビリテーションの素人、脳性麻痺と格闘する。

「脳性麻痺って、ものすごく難しい病気じゃないですか。非常に当惑しました。整肢療護園というのは高木先生という、とても有名な整形外科医が開かれた施設で、高木流の療育理念というものがあったんです。運動をコントロールするには、それをうまくリードする環境を作ってあげることが必要である。例えば不随意運動といってしょっちゅう身体が動いているような子どもの頭の動きを止めるためには、覗き眼鏡のようなものを作って、その覗き眼鏡のむこうに絵本を置いて絵本を見せてあげると、それを見たい一心でその覗き眼鏡に頭を合わせるから、揺れが止まるだろう、というような考え方ですね」

他にもユニークな仕掛けのある道具があった。板に鉄板を埋め込み電気が通じる道を作り、1回でも道からそれるとビーッと音が鳴る装置や、砂を中に埋め込んだアヒルの大きなおもちゃ……。子どもたちが興味を持つように工夫されており、それが訓練につながるようになっているのだ。

「そこへ私も入ったんです。でも、私は、何にも知らないわけです。だって東大の衛看っていうところは、脳性麻痺の訓練をどうすればいいかなんて、教えていないわけです。大学では、何も習っていないんですよ。リハビリテーションが新しい思想として、世の中にちょっと知られ始めているというので、独学でちょっと本を齧（かじ）っていた。そこへ、津山先生の脊髄損傷のリアルな話があって、そういうものを実現するためにはセラピストと言うものが必要なんだと言われた。それだけですよ。出発点は。だから、何にも無いんです」

現場で働く先輩の克服機能訓練士たちからの指導も、無かった。

「一応、秘伝の訓練ノートというのはあったんです。立てないときは、こうイスに腰掛けて、こう5回立ち上がらせましょうと、関節運動の反復訓練のメニューみたいなものが書いてあるんです。ピアノが弾けない子が、一所懸命練習すれば弾けるようになる、あれと同じです」

子どもがどんな原因で、どういった障害を持ち、どこを目標として、どんな訓練をすれば、どの程度改善されるのか、といった理屈や根拠は、何も書かれてなかった。そして、創設者が生み出した道具や遊具も、ほとんど使われていなかった。効果がなかったからだ。

「高木先生が思いつかれたときには、とてもよかったし、中にはそれがいい子が、きっとひとりか、ふたりはいたんでしょう。それはあり得るんです」

障害は、人がひとりひとり違うように、ひとりひとり違う。そして、その子の能力も、性格も、違う。ひとつの訓練方法が、すべての子どもに当てはまるわけではないのだ。

「ポリオも、慢性期に入ったらそんなによくならない。ましてや脳性麻痺は、ただの関節運動なんかで治る病気じゃないんです。そりゃ、今は、はっきりそう言えますけど、その頃は誰もそんなふうには言わない。私も、分からないから、言えない。いわば、暗中模索時代ですね」

仕方なく反復訓練をした。そして、訓練をしても、よくならないことは分かった。分かったけれども、他に方法も分からなかったし、どうしたらいいかを誰も教えてもくれなかった。

鎌倉さんは、絶望した。

「あるとき、本当に泣きましたよ、私。だって、こんなことで治るわけが無いし、こんなことを一生していくわけにはいかないし、こういうことをするために生まれてきたわけではないと。役立たずの人間の悲しさですよ。役立たずでも、普通はだんだんいろんな知識が身に付いて、少しずつ役に立つようになるものじゃないですか。ところが、相手が手強くて、自分が進歩しているのかも分からない、教えてくれる人もいないわけです」

鎌倉さん、イス取りゲームの結果「作業療法士」に。

鎌倉さんが仕事に悩み、格闘していた１９６３年は、日本のリハビリテーション元年である。５月に、東京・清瀬に国内で初のＯＴとＰＴの養成校である国立療養所東京病院付属リハビリテーション学院（以下・清瀬のリハ学院）が設立される。定員はＰＴ、ＯＴともに20名だったが、ＯＴの入学者はたったの５名だった。

厚生省に設けられた「ＰＴ・ＯＴ身分制度調査打合会」で、最初に、日本での正式呼称についての話し合いが行われた。フィジカルセラピーのほうは「理学療法」であっさり決まったが、オキュペーショナルセラピーほうはいろいろもめた末に、「作業療法」となる。また、東大医学部付属病院中央診療部（後の東大病院リハ部）に、理学療法室が開設される。

9月には、日本リハビリテーション医学会創設。

この流れは、整肢療護園で克服機能訓練士として働く鎌倉さんたちにも大きな影響を与える。

「私、その頃、資格は無いけれども、一応OTになっているんです」

整肢療護園も、それまで克服機能訓練士と名乗っていた人たちを振り分けることにしたのだ。克服機能訓練は、上肢訓練と下肢訓練に分かれていた。それも、上肢も、下肢も、両方とも経験するようにと、半年ずつのローテーションにしていたのだが、医療部長が命令を下すのだ。

〃そこで止まれ！ 今、上肢をやっている者はOT、下肢をやっているものはPTになれ！〃

鎌倉さんは、そのとき上肢訓練を担当していた。まるで、イス取りゲームみたいだ。

「そうです。私がそのときたまたま座っていたイスが、OTだったんですよ」

そのときいた克服機能訓練士は、全部で7人。下肢訓練をやっていた4人がPTに、上肢訓練をやっていた3人がOTと呼ばれるようになる。

こんなちょっとしたアクシデントで、鎌倉さんはOTの道を志すことになる。


名ばかりのOTになった頃、ブルンストローム・ステージに出会うのだ。


「そうやっているうちに、ちょっとは面白いなって思うことがあったんです」

鎌倉さんは、にやりと微笑んだ。話をずっと聞いていて、分かったことがある。

鎌倉さんにとっては、〃面白い〃が、とても大事な基準なのだ。

そして、〝面白い〟と鎌倉さんが感じるレベルが、とても高い。ちょっとやそっとじゃ、面白いとは思わない。なので、なかなか〝面白い〟ことに、鎌倉さんは出会うことができないのだ。

そんな鎌倉さんが、このとき〝面白い〟と思ったことは何だったたか。

「それはですねえ、毎週1回、整肢療護園の医療部門全員で、文献を読んで来て、発表するっていうスタイルの勉強会をやっていたんです。英語の読める人間は英語文献を探して来て、みんなの前で紹介する。私とかは、まあ英語を一応読めたから、当番になっていたんです」

それで、英語の文献を探そうと整肢療護園の図書室に行ったところ、英語の雑誌が束ねて置かれていた。

「アメリカン・ジャーナル・オブ・オキュペーショナルセラピー（American Journal of Occupational Therapy）」というアメリカのＯＴ協会が発行している雑誌だった。

鎌倉さんは紐をほどき、その中の1冊を開いた。そして、そこにたまたまあった論文に、目が留ったのだ。それは、シグネ・ブルンストローム（Signe Brumstrom）というセラピストが書いた論文だった。

「ブルンストロームという人は、成人の片麻痺の回復過程は一定のパターンをとる、という発見をした人なんですね。その論文は、そのあと世界でよく使われるようになった、ブルンストローム・ステージというものの発見に至った論文だったんです」

シグネ・ブルンストロームはスウェーデン出身のＰＴで、アメリカに渡りカリフォルニア大学で運動学の研究に参加。１９５６年に上肢の共同運動パターン研究から、回復過程を６段階に分け、その段階ごとのファシリテーション・テクニック（神経生理学的アプローチ）を示した。これが、世に言う、ブルンストローム・ステージである。

「初めはダランとしているのが、ある独特の形をとるようになって、そこから少しずつほぐれていくんだけれど、だいたい同じ経過をとる。それが6段階に分かれる、っていう論文だったんですよ。それを見たときに、すごーく衝撃を受けて、ああ、そうか、患者さんをよく見ていると、いろんなことが分かるんだって思ったんです」

鎌倉さんは、今までの自分のやり方が間違っていたんだと気づくのだ。

「患者さんをよーく見れば、いろんなヒントが出てくるし、発見がある、糸口があるんだと分かったんです」

１９６５年、25歳だった。このときのことを、その後のインタビューで、鎌倉さんは〝まっさらに、真っ直ぐに見れば、何かが分かる〟という言葉で表現した。

臨床家になって2年めで、仕事の本質を掴んだことは、私には、大きな驚きだった。

そんな中、リハビリテーションの法整備が着々と進んでいく。

１９６５年6月29日に、法律第１３７号「理学療法士及び作業療法士法」公布。

ＰＴもＯＴも、〝厚生大臣（当時）の免許を受けて、理学療法士、作業療法士の名称を用いて医師の指示の下に、理学療法、作業療法を行なうことを業とする者〟とされたのだ。また、

〝ＰＴ又は、ＯＴになろうとする者は、国家試験に合格し、厚生大臣の免許を受けなければならない〟ということになった。ＰＴとＯＴの二つの職種が、名称独占ではあったが医療職として法制化されたのだ。

翌年の３月、第1回の国家試験が実施される。受験資格は、養成校の卒業者であった。しかし、資格職業の移行期間として特例制度が設けられ、実務経験５年以上の人たちも受験することができた。ＰＴでいえば、病院にいたマッサージ師といった人たちであり、ＯＴは鎌倉さんたちのような人たちや、精神病院で行われていた園芸療法などに取り組んでいた人たちだ。

鎌倉さんは、まだ、仕事を初めて３年しか経っていなかったので、受験資格はなかった。

第1回の作業療法士国家試験の受験者は60名。そのうち合格者は20名。

20名の内訳は、清瀬のリハ学院出身者５名、特例枠15名。リハ学院の卒業生は全員合格だったが、特例枠は55人受験して15人しか受からなかったことになる。なかなか、厳しい結果だ。

国家試験開始から5年間は、養成校で基礎医学や臨床医学を学んでいない特例の人たちがいたせいもあるが、合格率は13～37％。試験内容も多岐にわたり、かなり難しかったようだ。

当時は、アメリカでＯＴの資格を取得した人は、同時に日本の資格も取得できたので、その2人を加えて、初年度のＯＴの有資格者数は合わせて22名となった。

ちなみに、理学療法士国家試験の第1回合格者は、１３８名だった。

特例枠は、最初は5年間とされていたが、古くから理学療法や作業療法的なものに取り組んで来た人たちの反対運動が起こり、最終的には3年延長され8年間となった。

また、第1回国家試験と同じ年の4月に、日本で二番目の養成校、九州リハビリテーション大学校が、九州労災病院に併設されている。

国家試験がスタートした年、鎌倉さんは東大病院リハビリテーション部へ行く。

1966年6月、東大病院リハビリテーション部（以下リハ部と略）に理学療法室に続いて、作業療法室ができるということになった。そこへ、鎌倉さんは移るのだ。

「私に声がかかったのは、絶対的にOTの人数が少なかったからだと思いますよ」

作業療法室スタートメンバーなんて、さぞや、やる気満々だったろうと、想像するが……。

「まだ、面白くない。私の人生、ずいぶん長いこと暗かったですよ。この頃は、やっていることが幼稚なんですよ。例えば手が動かないから、手芸をやらせましょうとか、機織（はたお）りしましょうとか。アヒルを押したり、覗き眼鏡を覗いたりするのと大差の無いことの続きなんですよ」

どうすればいいのかは分からないけれども、何かが違うと、鎌倉さんは思うのだ。

「私、まだ認知関係をやっていません。運動系ですからね。脳が関与していない運動麻痺というのは、リピートするとよくなります。だから反復訓練は、意味はあるんです。それでいいんです。でも、それだけじゃ、何か単純なような感じがして、やり甲斐が無いというか、やり応えが無いというか……。それで、すぐにアメリカに行ったんですよ」

鎌倉さんは、1968年に日本でOTの国家資格取得後、9月末に東大病院リハ部を休職し、たったひとりでアメリカへ旅立った。29歳だった。為替レートが変動相場制になるのが5年後の１９７３年からだから、まだ固定相場制で、１ドル３６０円の時代である。

「オハイオ州クリーブランドのハイランドビュー・ホスピタルというリハビリテーション病院に行きました。今はないんですけれども、当時は有名なリハビリテーション医のいらっしゃったところです。私の1年先輩で、東大病院でＰＴをやっていた人が先に行っていて、その人が帰って来るときに入れ違いに、あなたどう？　と言われて、喜び勇んで行ったわけです」

実は、鎌倉さんは、いつかは外国へ行きたいと、整肢療護園時代、勤務終了後、毎日、英会話の学校に通っていた。つまんないと言っている割には、留学の準備は万端だったのだ。

「だって、リハビリテーションは、もともと、アメリカやイギリスから来たものじゃないですか。つまんないのは、本当のものを知らないからかもしれない。それが分からないうちに、辞めるわけにもいかないじゃないですか。だから、ちゃんと取り組もうとは思っていたんです」

憧れのアメリカは、鎌倉さんの眼にはどう映ったのか。

「アメリカでの生活は、面白かった。驚くことばっかりですよ。物質文明も違うし、人々の行動も違うし、どこからでもお湯は出てくるし、シングルマザーはいるし。その頃の日本じゃ、とんでもないことばかりです。彼らは、人生をエンジョイするんですよ。それまでの私の日本での生活は、自分が役に立たない仕事をして哀しいし、東大病院での最初の1年はひとり職場でしたから雑用は山ほどあったわけですよ。毎日、夜11時くらいまで、職場にいましたからね」

真面目な鎌倉さんは、毎日を、必死に生きていたのだ。

ところが、アメリカの作業療法士たちの生活は180度違っていた。

「夕方5時になると帰っちゃうんです。夜遅くまで、つまんないことはしたくないわ、みたいな感じで。要するに、むこうのOTというのは、普通の女の子の普通の職業なんですよ」

鎌倉さんは、作業療法は、もっと専門性の高い仕事だと思っていた。それなのに、本場だとずっと思っていたアメリカでは、9時から5時の普通の女の子の仕事に過ぎなかったのだ。

鎌倉さんが研修留学で得たことは、「ほんの少しだけ」と鎌倉さんは言った。

まず、障害を持つ人の気持ちが、少し分かった気がしたことだ。アメリカは圧倒的な車社会。自動車免許を持っていない鎌倉さんは、誰かが連れてってくれない限り、どこにも行けない。

「その悲しさは、初めて分かりましたねえ。それから、言葉がしゃべれないという悲しみもね。私の英語は下手なりにも、少しは進歩する希望があるじゃないですか。でも失語症になったら、どんなに辛いだろうと痛切に思いましたですねえ。治らない人が、いっぱいいるわけだから」

スプリントも素晴らしかった。スプリントとは、手指や腕の麻痺や障害による変形を予防したり、安定を保持したりするための装具のことだ。副子(ふくし)ともいう。

「そういう物質的なものは、日本のものより素晴らしかったです。車イスなんかもね」

そして、アメリカ人スタッフはフレンドリーで、明るかった。

「ある日、リハビリテーションの職員が何十人も集まったところで、自分の患者のケースプレゼンテーションしなさいって言われたんです。この患者にはこういう問題があって、OTとしてこういうことを考えて、こういうことを実行したという話を20～30分しゃべらなきゃいけない。生まれて初めてやるんですよ。前の晩、徹夜で原稿を書いて、一所懸命発表して、最後に〝Do you understand me?〟って聞いたんですよ。そしたら満場の人たちが、イエース！　って」

人見知りの鎌倉さんは、大いに励まされた。

しかし、肝心の作業療法は、学ぶべきことはなかった。

「作業療法は、私が東大病院で模索しながらやっていたことと、全然変わらなかったんです」

大体、留学当初からとんでもなかった。研修生なのに、行ったその日から患者を持たされた。半年後、今度は学生の指導をするようにと言われる。そこは病院である。学生が、臨床実習に来るのだ。それを鎌倉さんに指導しろと、実習担当の責任者が言ったのだ。

「ひどい、ひどいですよ。全然、うれしくない。すごく、すごく期待を持って、命をかけて行ったわけじゃないですか。なのに行ったら、日本でやっていたことと大して違わなかった。だから、私が通用しちゃった。独学自習に近い人間の私がね。すごーくガックリしたんですよ」

自分が簡単に通用してしまったことに、鎌倉さんはとことん失望するのだ。

「作業療法が素人に近い仕事だと、素人と玄人の距離の少ない職業だっていうのが分かった。それが、私の悲しみだったんです。アメリカに行けば、素晴らしいＯＴがいて、そういうものを目の当たりにできると思っていたけれど、それは無いことが分かった。もう、自分でやるしかないんだと思ったんです。そのあと私は、10年以上外国に行っていませんよ」

きっぱりと、〝外国へ行っても、何も無いと分かった〟と、鎌倉さんは言った。

それでも、アメリカのＯＴ資格はしっかり取得し、１９６９年12月25日のクリスマスに帰国した。鎌倉さんは30歳になっていた。三番目の養成校、府中リハ学院が開校していた。

「そっからが、私の人生始まったような気がしますねえ。それまでは、死んでいたような気がします。もう、つまんないとは思っていませんでした。吹っ切れたんだと思います」

ここが、鎌倉さんの面白いところである。多くの日本人は、舶来信仰である。鎌倉さんのものの見方、考え方は、普通の日本人と少し違っているようだ。

「そうかもしれない。アメリカから帰って来た人はみんな、素晴らしかったって言うのに、あんただけ違うね、ってよく言われました。意地っ張りなんですかねえ。外国のものだったらなんでもいいと思う人って、たまにいるでしょう？　そういうの、昔から嫌いだったんです。だからといって、肩肘張っていたわけじゃないです。素直にアメリカから学ぼうと、アメリカに行きました。私はとにかく、ことを真っ直ぐに見たいとは思っていました」

アメリカの作業療法をまっさらに真っ直ぐに見たら、学ぶべきものはないと分かったのだ。

「アメリカから帰って来たときが、私のスタートラインです」

帰国後すぐに、前出の自著『作業療法の世界』の序章に登場する、患者Ｙ氏に出会う。

Ｙ氏は、１９６９年の4月に、突然仕事中にクモ膜下出血を起こし、左脳の一部を切除する手術を受けたが、術後さまざまな障害が残り、鎌倉さんがいた東大病院にやって来たのである。運動機能の訓練は既に受けていたので、東大病院では主に作業療法が行われることになった。

鎌倉さんが、１９７０年1月に担当になり、Ｙ氏との二人三脚の治療がスタートする。

〝そのときＹさんは泣いていた。（中略）Ｙさんは37歳の男性で、中学校の特殊学級担当の教師である。１年前に脳外科の手術を受け、すでに半年あまり作業療法に通っておられた。私が担当だった〟（『作業療法の世界』より）

病のために休職中だったＹ氏に、有給休暇の期限である9月末が迫っていた。何とかその日までに復職させたいと思っていた鎌倉さんは、試験授業を1回、Ｙ氏が勤めていた学校で実施させてもらっていた。その結果、職場復帰をもう半年延ばす方針を決める。職場とも話し合った末の苦渋の決断だった。引用は、鎌倉さんが、その方針をＹ氏に伝えたときの記述である。

Ｙ氏も、このときのことを１９７８年ぶどう社から出版された自著『失語症の歌』に、こんなふうに書いている。

〝この時の気分はまるで刑の執行を待っているかのような気分だった。（中略）いざ復職延期の「判決」を現実に突きつけられると、さすが平静ではいられなかった。くやし涙が人目をはばかるように湧き出たことを記憶している〟

分かりやすくいえば、Y氏はゲルストマン症候群であった。

Y氏は、重い計算の障害があり、話したり聞いたりすることはできるのに、読み書きができなかった。他に左右の判別に問題があり、手指の判別にも支障があった。図形も描けなかった。

2001年に出した『作業療法の世界』の4ページにわたる「序章」に、鎌倉さんは、Y氏のこと、Y氏の症状、OTとしてY氏に行ったことを詳しく書いている。

〝この時代、このような患者にどのような対処をすればよいのか、答えを知る者はなかった。私は大橋博司の分厚い『臨床脳病理学』（医学書院、1965年）を唯一の手がかりに、検査にとりかかった。そしてYさんに、失行症・失認症と呼ばれるたくさんの症状があることを知った。記憶力低下、手指失認、左右障害、失書、失算、構成失行、同時失認…、一見ふつうにみえるYさんの頭の中にたくさんの症状がつまっていた。それは不思議な世界だった。〟

そしてある日、鎌倉さんの中に「小さな発見」がやってきた。「序章」は、こう続く。

〝私はそのときYさんに繰り上がり算を習得してもらいたいと躍起になっていた。「6＋7」という問題が書かれて2人の前にあった。'6足す7の答えは10より大きくなります。これはいいですか？'「大丈夫です」。'6に何を足せば10になるでしょうか？'「4です」。'では7から4をとって6にくっつけましょう。10になります。7は4をとられたので3が残っています。だから10と3。13です。' ここでYさんは怪訝そうな顔をした。「7から4をとるだの、6にくっつけるだのがわからない」と言う。この患者は視覚的イメージの分離と集合ができないのではないか！　そう思ったのはこの瞬間だった。〟

「〝小さな発見〟とは、Ｙさんが『７から４をとるだの、６にくっつけるだのが、分からない』と言ったその瞬間、〝あ、この人は視覚的イメージの集合や離散ができないんだ〟と思った、それです。それが発端になって、そう言えばああいうこともあった、こういうこともあった。この人は言葉から視覚的イメージを想起することができないということなんだ、そう考えると、これまでの不思議が全部説明できると思った、ということなのです」

鎌倉さんの言う、これまでの、不思議というのは、例えばこんなことだ。家に教え子から電話がかかってきて、電話をとった奥さんがＹ氏に取り次ぐときに、Ｙ氏は名前を告げただけでは相手が誰か分からなかったが、紙に名前を書くとすぐに誰か分かった。

他にも、Ｙ氏は辞書が引けなくなっていたのだが、これは五十音順になっていることがイメージできないからではないか。今日の曜日が分かっても、一昨日の曜日が分からないのも、月曜から日曜日までの曜日表のイメージを失っているのではないか。数字は読めても、時計の時刻が読めないのも、目盛りに託されている量のイメージが想起できないのではないか。

そこで、鎌倉さんは、今度はおはじきと数字カードを使い、足し算を視覚に訴える方法で説明してみたところ、Ｙ氏はこう言った。

〝まだピンとは来ないが、少しずつ分かってきました〟

〝数字を物に置き換えた説明が功を奏したことに私は安堵した。はじめは物やメモの助けを借りたが、やがてそれらの助けなしに暗算ができるようになったことにも安堵した。これは子どもの発達過程に似ている。ピアジェが看破したことのひとつに、子どもは具体物の操作を経て抽象的思考の獲得に至るというのがあったが、それと同じことがいまこの患者に起きているのではないか…。〟（『作業療法の世界より』）

鎌倉さんは、Y氏が失ったものをもう一度、学び直してもらうことにする。そんな訓練を積み重ねていったある日、岩――イワという字はどんな字か、言葉で説明して欲しいとY氏に頼んでみた。

すると、「ヤマ（山）の下にイシ（石）です。ああ、こんなふうに答えられるのは初めてだ！」とY氏は感慨深げに答えたのだ。

〝「わんわん泣いた日」は、約1年にわたったこのような試みの日々の、ちょうど中腹でのできごとであった。それらのひとつひとつを、Yさんと私は一緒になってやり遂げた。あたかも同志のようであった。〟（『作業療法の世界』より）

治療を始めて1年2カ月後、Y氏は職場に復帰して行く。

鎌倉さんは、認知の世界、高次脳機能の世界に、足を踏み入れたのだ。

「あの『発見』の瞬間の記憶は、いまも私の中に鮮明にあります。あれがあったからこそ今がある、と思うくらい大事なできごとなのです。そのときに初めて、認知の世界の面白さに気づいた、ということなんだと思います。脳の働きというのは分からないことも多いし、障害もなかなか治りにくい。でも、難しいけれど、よく患者さんの障害の様子を見ていると、脳の働きのここが駄目になっているんじゃないかなって、推測できることがあるんです。そうするとたんに、その人の機能を見る目がサーッと整理がついて、今までバラバラにたくさんの障害があるように見えたけれど、ここでつながっている、ここが根っこだったんだと理解できるように思われることがあるんですよ」

仕事を始めて10年経っていた。自分の目で、まっさらな気持ちで、真っ直ぐに見たら、新しい発見が、確かにあったのだ。そして、どうすればいいか閃いたのだ。

「もちろん、全部の患者さんから、いろいろな刺激が来るというわけには必ずしもいかないです。中にはそれほど感じない人もいますが、でもそうやって考えて、試してみると、当たることもあるんですよ。当たるといっても、そんなにすごく大げさなこととは限らない。でも、人間の生活って、ちょっとした部分が変わるだけで、好転するとか、次の展開があるということがある。だから、私の関わり方でも、患者さんに役に立つことがある。いつもじゃないけれど、役に立つことがある。じゃあ、これを職業にしてもいいなと思えるようになったんです」

〝(前略) １９７０年1月、私はYさんに出会った。

そして1年後、自覚のうえでようやく作業療法士となった。外に向かってやっと「私は作業療法士です」と言えそうであった。〟(『作業療法の世界』より)

「作業療法士・鎌倉矩子」が誕生したのである。

「もう、悲しいとも、暗いとも、思わなくなりました」

「鎌倉矩子」を巡る人たち——清水一さん

清水さんが鎌倉さんに最初に会ったのは、40年前だ。

「すごく魅力的な女性でした。青年にとって、ものすごく憧れ的なところがありましたね」

広島大学大学院保健学研究科教授の清水一（はじめ）さんが、清瀬のリハ学院の学生だったときに、鎌倉さんが講師としてやってきたのだ。清水さん23歳、鎌倉さん31歳。どちらも若い。

「ＯＴというのはちょっと泥臭い人が、多かったんですけれども、鎌倉先生は、アメリカ帰りのカッコイイ女の人でしたね。ドライで、頭脳明晰で、無駄な説明が少なくて、本質的なところをサッサッと説明していく授業を展開されておられましたね。それが、すごく印象的ですね」

鎌倉さんが教えていたのは身体障害の授業の一部で、失行症、失認症、失語症について。これらの症状は、今は作業療法の世界でも、高次脳機能障害と総称され重要視されているが、当時は、単独で取り上げられることはほとんど無かったのだ。しかし、それより問題だったのは、大元の作業療法について教えられる日本人の先生が、まだまだ少なかったことだろう。

「作業療法の原理みたいなところは、外国の先生、ＷＨＯのフェローの先生がやっておられて、授業は英語でしたね。当時の僕は英語の能力はそれほどないから、英語の先生が言われたことは、それほど頭に入っていなかったんです。でも、鎌倉先生は日本語でやってくれているから、それはしっかり入りますよね」

日本人の先生はいたが、清水さんには、鎌倉さんの講義がぬきんでていて、リハビリテーションとは何か、作業療法とは何かが、伝わって来たのだ。

「鎌倉先生は、リハビリテーションとか、作業療法を、日本に根付かせるという使命を意識的にも、無意識的にも、しっかり持っておられたと思うんです。自分のあとに続く人、あるいは一緒にやる人を、本質的なことを分かった人にしたいという気持ちで、教育されておられた感じがします。鎌倉さんの授業は、一語、一句、聞かないともったいない、損をすると思っていましたね」

清水さんには、こんな思い出がある。

日本中で大学紛争が吹き荒れた時代であった。鎌倉さんの勤めていた東大も、医学部のインターン制度を巡って反対運動が「医師国家試験」のボイコット運動に発展し、１９６９年にはとうとう大学の入学試験までが中止されている。

当然、清水さんたちがいた清瀬のリハ学院も、その渦に巻き込まれていく。

「清瀬でも学生運動があったんです。日本の養成校のカリキュラムは、4年制のアメリカの教育システムをモデルにしたんだけれども、制度としてはイギリスの3年制だった。4年間でもやり切れないぐらいの量のカリキュラムを、3年でやっていた。なので、4年制の大学にして欲しいという運動があったんです」

清瀬の学生たちは、三つぐらいのグループに分かれた。4年制になるまで授業をボイコットするというグループ、わざと留年して意地でも4年かけて卒業するというグループ、そして、清水さんのいた4年制化に賛成だが経済的問題があるので3年で卒業するというグループ。

「ある日。鎌倉先生が教えに来たとき、一部の学生が授業をボイコットしたんです。そのとき、彼女が泣きながら講義をしたことを覚えています」

この涙のエピソードについて、鎌倉さん本人にぶつけてみた。

「へえ、私は、泣いたことは覚えていないですけれども、学生たちはストライキしていて、学院側の方針で授業を再開することになって、その最初の授業がたまたま私の授業だったんです」

鎌倉さんの記憶だとこうだ。授業を始めたら、教室の後ろのドアが開いて、ゾロゾロと10人ぐらいの反対派の学生たちが入って来た。そして、拡声器で〝授業反対！〟と叫んだらしい。

「拡声器なんかなくても聞こえるのに、あっちも怖いのねえ、へへへっ。騒いだんですよ」

そしたら、授業に出ていたある男子学生がくるっと顔を向け、ドスの利いた声で〝君たち、止めろ！〟と言った。

「それで、何となく、止まったの。教室を出て行ったように思います」

若き女性教師を支える、正義感溢れる男子学生。まるで青春ドラマみたいで、微笑ましい。


そもそも、何故、清水さんが、清瀬のリハビリテーション学校へ行ったのか？

「僕は大阪生まれです。昭和22年（１９４７年）生まれ。団塊の世代です。その頃は、発達障害だとか、身体障害とかの障害を持っていたりする生徒が、クラスには必ずひとりか、ふたりはいてるんだけれども、ほとんど邪魔者扱いというか、誰も、その人の人間性みたいなものを顧みないような雰囲気でしたね。徹底した競争社会で、勉強するのも、いい学校にいって、社会的にいいポジションにつくため、というふうな単純明快な価値観が、すごくありましたね」

団塊世代というのは、主に第二次大戦後の復興期の1947年から1949年の3年間に生まれた人たちを指すとされている。厚生労働省の統計によると、この3年間の出生数は約806万人。2010年1年間の出生数が107万1千人だから、1年間で比較換算すると、約2・6倍。大したことはないじゃないかと思うだろうが、清水さんが小学校のときは、教室が足りなくて、校庭にプレハブ校舎が建てられた。それでも、教室が足りなくて、授業は二部制だった。そして1クラス55人で、1学年26クラスだったと言う。すごいではないか。

「むちゃくちゃ多かった。それで、出世できるか、できないかは、学校の成績によって決まる。そんな感じの競争社会でした。でも、僕がやりたいことは、昆虫採集とか、植物採集とか、石集めとか、ものの本質というか、どういうような仕組みになっているとか、こういうことはどんな原理で起こるのかとか、そんなことに対して興味があったんですね」

ところが、世の中は、〝一所懸命勉強して、いい学校へ行け！〟。

清水さんは、勉強自体は、そんなに嫌いじゃなかったが、受験競争にはついていけなかった。

そんなあるとき、清瀬のリハ学院の話を聞く機会があった。

「遠い親戚にスタンフォード大学に客員講師で行っている人がいて、WHOが日本の政府に、障害を持っている人たちの制度が全然駄目だから、しっかりリハビリテーションをやれと言って、日本政府もリハビリテーションをやろうというので、厚生省が学校を作ったと教えてくれたんです」

清水さんは、そのとき初めて、〝障害を持っていても、人間としての権利は、健全な人たちと全く同じである〟というリハビリテーションの基本に触れる。そして、障害を持っている人たちが、自分たちの権利をきちんと行使して、生きていけるようにするために、機能訓練をしたり、生活援助をする人たちを養成する学校があることを知ったのだ。

「ひょっとしたら、これは面白いかもしれないなと思ってね。かつ、国策で作っている学校だから、授業料も無いし、ほとんどお金がかからないということも聞いたので、いいなと思って」

そうして、リハ学院へ進んだのだ。そこへ、鎌倉さんが教えに来たというわけだ。

清水さんは、１９７２年にリハ学院を卒業。東大病院リハ部へ行くのだ。

最初は、清水さんは、学校に残ったら勉強もできるんじゃないかと、助手みたいな形でリハ学院に残った。

「数ヵ月経って、作業療法というのは実学というか、臨床をやりながら必要な知識とか技能とかを高めていく必要があるなと気づき出して、そんなときに、東大病院で欠員が出たんです」

１９７２年８月に、鎌倉さんと同じ職場、東大病院リハ部へ行くのだ。鎌倉さんのひとり職場から始まった作業療法室だったが、鎌倉さんを含めて5人所帯になっていた。主任が鎌倉さん、清水さんともうひとりが身体障害を担当し、残りのふたりが精神障害を担当していた。

ところが、ここでも鎌倉さんは、1972年1月から始まった東大医学部精神神経科病棟（通称・赤レンガ）での赤レンガ自主管理闘争に巻き込まれていたのだ。本当に気の毒である。

作業療法室は身体障害から始まったのだが、精神障害もやってみようということで、鎌倉さんがアメリカに留学する前から、そっちも取り組んでいた。その精神障害担当のスタッフが正職員ではなかったために、正職員化闘争が起き、主任の鎌倉さんは吊るし上げられていたのだ。

「赤レンガ闘争というのは、鎌倉先生にとっては大きいと思う。鎌倉先生は、作業療法部門の主任として使命を感じていたと思うんだけれども、精神神経科の赤レンガ病棟の人たちは、自分たちで勝手にやっていたので、指示が入らない状態になっていたんですね」

清水さんの記憶によると、そのとき抗議のために、鎌倉さんはビラまで作って配ったと言う。

一途な鎌倉さんらしいと思い、本人に、本当にビラ配っていたのかと聞いてみた。

「私はやらないですよ。それは、赤レンガ派がやっていたんですよ」

と、言下に否定された。しかし……、頭をひねる鎌倉さん。

「あ、もしかしたら、あんまり私たちのことを、名指しで中傷、誹謗するビラが、毎日、毎日、彼らによって配られたので、対抗上、私たちもやったかもしれません」

鎌倉さんがそのときのことを思い出そうと、一旦黙った。

「ふーん、じゃあ、したのかなあ……。あんまり攻撃されたんで、非常に不愉快で腹がたったので、ビラを配ったのか。そうでしょうねえ、反対するには、ビラ配るしか方法無いですもんねえ」

その頃の鎌倉さんの仕事ぶりについて、清水さんの話。

「仕事のときは、本当に高級官僚みたいで、非常にシステマティックで切れ者って感じかな。怖くはない。恐怖で押さえつけるんじゃなくて、システムとか、理屈で納得させた上で行動させようという考え方。システム作りは、むちゃくちゃ上手やね。医者とか、ソーシャルワーカーだとか、ＰＴと一緒にやっているんだけれども、それほど大きなシステムではないのに、医者から何か指示されたときに対して、必ず口頭ではなく文章で応える。文書で、ちゃんとこういうようなことに対して、こういうふうに行動したということが残るような形でね。なおかつ医者とか他の部門に要求するときは、こういうことをお願いしますというのも、文書で書くということをやっていたので、面白いやり方やなと思って」

徹底した〝文書主義〟である。

「鎌倉先生は、あとになって、仕事のどこが滞っているのかが、すぐに分かるような形をとっているんですよね。そういう意味で、徹底的に合理主義者だろうと思います」

文書主義は、それだけではない。年度始めや、いろんな節目で、必ず3年先とか5年先の計画を、鎌倉さん本人も立てていたし、スタッフたちにも立てさせた。

「彼女の特徴は、みんなにも、5年先にどうなるかということを考えた上で、何をするかということを具体的な形で僕たちに考えさせる、あるいは行動させる、そういうアプローチの仕方をしていましたね」

作業療法室のスタッフが使うさまざまな消耗品の管理にも、工夫があった。残り僅かのところに、〝これを使う人は、次の注文をすること〟と書かれた紙を挟んでおくのだ。確かにこうすれば、うっかり注文を忘れて、ものが無くなるということが起こりにくい。しかし、そういった話を聞くと、ギチギチと部下を管理している上司といったイメージが浮かんで来るのだが……。

「そのへんはないね、ちょっと可愛げを持った形でやってましたね」

清水さんから、鎌倉さんのアメリカ留学時代の面白いエピソードを聞いた。

清水さんは、鎌倉さんが1974年に東京都老人総合研究所（以下・都老研）へ去ったあと、1981年の春まで東大病院のリハ部に在籍。そのあと、アメリカへ渡る。1982年2月、ボストン大学サージェントカレッジの修士課程に入学するのだ。2年後の1984年に無事卒業し、マスター・オブ・サイエンスという学位を取得する。そして、アメリカのOTの資格を取得後、ボストンのジューイッシュメモリアル記念病院に1年間、OTとして勤務している。

「僕が学んでいたボストン大学サージェントカレッジの世界的に有名な作業療法の教授で、僕の指導教授でもあったトロンボリー先生は、鎌倉先生が研修生で行ったクリーブランドの病院のＯＴ主任として働いていた人なんですね。その先生が、鎌倉先生のことを覚えていたんです。鎌倉先生が、Eye–hand coordination、目と手がどのように協調的に働くか、その人がどのくらい障害を持っているのかを数量化する方法を示したというんです。うん、その頃はまだそういう方法はなくてね。彼女は、非常にびっくりしたと言ったんです」

鎌倉さんがクリーブランドにいたのは、１９６８〜１９６９年のことだ。清水さんがアメリカの大学院で学んだのは１９８２〜１９８４年。つまり、約15年前の日本からやってきた鎌倉さんの、それもたった1年間の仕事ぶりを、その教授は覚えていたのだ。

「例えばいろんな破線があって、その間を線に触れなくて間を縫って線をひくとか、点があって点から離れないで、ちゃんと点を打っていくとか、あるいは同心円があってちょうど中心のところに、10秒間にできるだけ多く点を打ってくださいとかの指示をして、どのぐらい中心からずれるかということを数量化する評価方法を、鎌倉先生は使っていた。むこうでは、質的に評価すること、例えば下手だとか、ちょっとずれるとか、そういうことはやっていたけれども、数量化して評価するような方法はやっていなかった。鎌倉先生は、むこうのセラピストの前で、それを披露したようで、すごい印象に残っていると言っていましたね」

やっぱり、鎌倉さんは優秀だったのだ。本場の人たちが、鎌倉さんのやり方に驚いたのだ。

「作業療法士・鎌倉矩子」はただ者ではなかった。

第4章

臨床家としての「作業療法士・鎌倉矩子」を探ってみよう。

整肢療護園時代の臨床家「鎌倉矩子」のこと。

鎌倉さんの純粋臨床家時代は、整肢療護園の4年ちょっとと、東大病院リハ部にいた約8年間（うち、約1年間がアメリカ研修）、1962年から1974年までの約12年間になる。

前にも書いたが、整肢療護園時代は、難しい脳性麻痺を相手に苦闘していた。

医者からは、手の巧緻性訓練をと指示されるが、そのことが一層、鎌倉さんを悩ます。「巧緻」を辞書で引くと〝精巧で精密なこと〟とある。簡単にいえば、手先でいろいろなことができるように訓練を、ということなのだろう。しかし、言うは易し、行うは難し、である。

「そのとき、摘むとか、何かを組み立てるとか、そういうことをしたと思いますよ、一応。でも、いくら訓練をしても、状態は変わっていかないし、的を得てないだろうと思いました」

もう一つ問題があった。実は、鎌倉さんは子どもが苦手だったのだ。

「こういうことを言うのは恥ずかしいけれど、もともと私は子どもが苦手で、どういうふうに接していいのか、分からなかったんです。自分が末っ子だもので」

子どもと向き合う難しさについて、鎌倉さんは、こんなふうに語っている。

「子どもに向き合うときに、何故、難しいかというと、子どもは完全に自由な状態だからだと思うんですよ。大人の患者さんに向き合うときは、とっかかりが始めから分かっていますね。ここから入っていくべきだとか、何かきっかけがあるからこそ、お互いが出会っているわけですから。大人の患者さんとのやりとりというのは、そういう役割がきちんと決まっているから、それほど悩まずにすむ。子どもだって、患者さんだといえばそうだけれども、子どもと向き合うときは、障害だとか、病気だとかということを中心に据えるわけにはいかなくて、トータルに出会わなくてはいけないと思っていますから、それで難しいんじゃないですかね」

それでも、真面目に手の訓練に一所懸命取り組んだ。後にこれが、大切な研究テーマになる。

東大病院リハ部時代は、臨床家としていろいろな手応えを得た時代である。

東大病院は総合病院であるから、いろんな患者さんがやって来た。

「脳卒中が一番多かったですね。脳損傷系だといろいろ認知障害とかも入ってきますけれど。あと、リウマチとか、脊髄損傷とか、リハビリテーションに来るものは一通り来ますね」

厚生労働省の「人口動態統計」によると、１９７３年の主要死因の第1位はまだまだ脳血管疾患（18万３３２人）だったが、この年がピークで少しずつ減っていく。医学がどんどん発達し、脳血管疾患、例えば脳梗塞を起こしても助かる人が増えて来たのだ。

ただし、障害は残った。最も多いのは運動麻痺であったが、やがてこれに加えて、失行、失認、失語といわれる高次脳機能障害がしっかりと座を占めるようになる。20代半ばから30代半ばまでの鎌倉さんは、そういう時代を東大病院で、臨床家として過ごしたのである。

「国会議員からヤーさんまで、いろいろな人に会いましたね。ヤーさんとは結構仲良しでね」

当時の鎌倉さんの、ＯＴとしての仕事ぶりを知っている清水さんは、こう評した。

「鎌倉先生は、患者さんが10本のペグ挿しを何秒でできたとか、字を思い出して書くのにどのくらい時間がかかったのかとか、ストップウォッチを片手に、すべての動作を計ってましたよ。やったことに関して印象ではなくて、必ず具体的に数量化するよう、徹底的にやっておられた」

海外研修先のOTが驚いたように、この時代の鎌倉さんは、障害の状態を数量化して評価できるよう、徹底してやっていたのだろう。

何度も論文に登場する、A.H.氏のこと。

鎌倉さんがいた東大病院リハ部のソーシャルワーカーをやっていた人に聞いた話だ。とてもひとり暮らしはできないだろうと、誰もが考えた患者を、鎌倉さんが指導し、ひとり暮らしまで持っていったというのだ。鎌倉さんもその患者のことを、ちゃんと覚えていた。

「視覚失認の患者さんですね。ひとり暮らしだったら、A.H.さんだと思います」

鎌倉さんの論文に何度も登場する、さまざまなヒントを与えてくれた患者だ。
A.H.氏は当時38歳。頭部打撲による外傷の後遺症で、視覚失認と診断されていた。
最初に論文に登場するのは、1975年の『総合リハビリテーション』11月号（医学書院）に掲載された〝失行症・失認症の特性把握と治療的訓練〟[*1]の中だ。
A.H.氏は、人の顔を見分けることができなかったし、ものの色や形などを認知するのすら困難で、文字をほとんど読むこともできなかった。連合型の失認症であったと書かれている。

しかし、本人がどうしても新聞を読めるようになりたいからと、病院へ来たのだ。

論文に、〟最初の難関は、漢字のほとんど全部とひらがなの６割を読むことができず、しかも日による変動が厳しいという状態をどうやって切り抜けるか、であった。読み方を教えられても帰宅すればもうわからなくなるので復習のしようもなく、見かけ上Schreibendes Lesen（注・書字運動促進）はあったがその中身は、書く動作をすると読めるのではなく、ではないかと思う答を書いてみて問題と照合するというものだったので、大きな助けにならなかった〟とある。失認症の患者は再学習させても成果が上がらないと、当時は言われていたし、実際に、そういうことが多かったのだ。

２０１１年10月24日、兵庫医療大学オクタホールで行われた鎌倉さんの講演〟高次脳機能障害作業療法の今までとこれから〟の中でも、A.H.氏の話が出て来た。

〟この患者さんの読みも、大変不思議な特徴を有していました。

まず、ひらがなの「え」という文字カードを示しています。すると患者さんは、机の上に指で「え」、「え」、「え」と書いてみています。そして、しばらく考えていて、「分かりません」と答えました。このとき38秒経過しています。

次は「ま」という文字カードです。読んで下さい、と言います。患者さんはまず机の上に「ま」と書き、しばらく考えて、「まさる」と書きました。そして、「ま」です、と答えました。正解です。25秒かかっています〟

このような現象から、鎌倉さんは、この患者さんの特徴を次のように推測した。

〝つまり全体をまとめて言うと、視知覚は正しい、正しく見えている。ところが頭の中にあるその視覚刺激に対応する音を呼び出してくるのに、大変時間がかかる、またはできないと、解釈できました。そう考えると、これは改めて文字の読みを学び直してもらうしかない、と私は思いました〟

＊1 鎌倉矩子：失行症・失認症の特性把握と治療的訓練、総合リハビリテーション、第3巻第11号、58–64、1975

鎌倉さんは、A．H．氏の学び直しの訓練に先立ち、ちょっとした実験をした。

〝私としては、そのような訓練をするにあたり、その訓練方法が本当に効果があるのかどうか、確認する手段を、最初から考えておきたいと思いました〟

ひらがな文字を、訓練対象にするものとしないものに分けておき、答えの正否と応答時間の変化を、文字ごとに2カ月間追跡し、グラフ化した。また、2カ月めの成績が、訓練をした文字群としなかった文字群とで異なっているかを、統計学的検定によって調べたみた。すると、訓練効果が認められたのだ。失認症の患者でも、忍耐強い訓練をすれば、改善するケースがある。彼はそれに該当するということが分かった。このとき使った訓練法は、A．H．氏にふさわしい訓練方法をと、鎌倉さんが考えて探り当てたものだ。彼は絵を正しく認知できたので、それを利用することにして、文字と絵を組み合わせたカードを用いたのだ。

やる気のある本人が自宅に帰ってから、毎日１時間以上練習をしたこともあって、６カ月後（うち２カ月は、本人の事情により訓練を中断）には、ひらがなを全部読み取れるようになった。そして、こんどはそれをよりどころに、２年かかって、４００字の漢字を覚えたのだ。

この経験から、鎌倉さんは、連合型の失認症の患者は、新たに覚え直すことが必要だし、それが可能だと知る。

この講演で、Ａ．Ｈ．氏のことを、こう振り返っている。

〝このＡ．Ｈ．さんが教えてくれたことは、次の四つであったと私は思っています。

第一は、訓練というのは、もし的を外さなければ、有効である。

第二は、学習を助ける手がかりが重要だということ。これは、たまたまですが、実は作業療法でのひらがな訓練と平行して、言語療法で漢字の指導を、漢字の読みの指導をしていました。そして、ＳＴがやはり宿題に出していました。このとき、ひらがなの読みの宿題には、絵カードという手がかりが与えられていたのですが、言語療法の漢字の読みの宿題には何も手がかりが与えられていませんでした。そこで、患者さんが言うには、「漢字のほうは、見て分からなければそれっきりなんです。どうしようもないんです」と。そんなエピソードも、学習には手がかりが必要だという確信を私に与えました。

第三は、少量頻回学習の大切さです。これは、文学的な言い方で、証拠になるデータがあるわけではありません。けれども、一応、私はそれまでの経験に基づき、少しずつの課題を与えるようにしていました。そして、患者さんは寝ても覚めても、というぐらいに、一所懸命に何回も、何回も練習された。その瀬回学習があったからこそ、あの成果が得られたのだという思いが、私の中にはありました。

そして第四は、ひとたび損傷を受けた脳が何かを学習するのには、とても時間がかかる、ということ。ひらがな文字の読みだけでも6カ月、正味は4カ月ですね、それだけを要しました。しかも、ひらがなを覚えれば、それで生活が成り立っていくというわけではありません。その先があります。実に、長い訓練期間を要しました。そのことも大変印象に残ったケースです〟

鎌倉さんは、このA.H.氏のケースをその後に積み上げた知識と経験と合わせ、何回も見直し、他のケースとも比較し、考え直し、それを論文にしている。1982年の論文〝失行・失認の治療とリハビリテーション〟[*2]（『精神科MOOK』、金原出版）や、1990年の論文〝失行・失認のリハビリテーション〟[*3]（『神経心理学』、神経心理学学会）。そして、2010年6月に発行された自著『高次脳機能障害の作業療法』（三輪書店）の項目8・2「視覚性認知の障害とはなにか」[*4]にも、A.H.氏は登場する。そんなふうに何度も見直した患者は、A.H.氏だけでない。鎌倉さんは、自分の受け持った患者さんをいつも、本当にあれでよかったのかと、問い直しているということだ。臨床家として、見事な態度だと、私は思う。

＊2 鎌倉矩子：失行・失認の治療とリハビリテーション。精神科MOOK、No.1 145-154、1982

＊3鎌倉矩子：失行・失認のリハビリテーション、神経心理学、第6巻第3号、150-156、1990
＊4鎌倉矩子、本多留美（鎌倉矩子、山根寛、二木淑子編）：視覚性認知の障害とはなにか、高次脳機能障害の作業療法、227、三輪書店、2010

鎌倉さんは、セラピストは「マラソンの伴走者」である、と実感する。

「A.H.さんは、波瀾万丈だったんですよ。視覚失認ですから、見えているけれども、見たものが何だか分かんないんです。最初は食べ物もよく分からなかった。食べ物だということは分かるけれど、きつねうどんなのか、何なのか分からない。でも、それは何とかなったんですけど、文字がぜんぜん読めなかったので、そこが私の主な働きどころとなったんです」

訓練を続けていると、ある日、ひとり暮らしの彼が、鎌倉さんに言った。

〝俺、眠れねえですよ〟

鎌倉さんはどんなふうに暮らしているのか、こと細かく、本当に細かく聞いたのだと思う。彼は、夜、コーヒーを自分でいれて飲むと言った。じゃあ、ちょっと、コーヒーをいれてみて欲しいとお願いして、作業療法室の台所に連れて行き、その場でコーヒーをいれてもらった。すると彼は、普通のコーヒーカップに、大さじ5杯のインスタントコーヒーを入れたのだ。

「カレーライスを食べるような大さじで5杯。そりゃあ、眠れないですよって言いました」

そんな彼が、今度は結婚したいと言い出した。なかなか難題だ。相手がいないと成立しない。それで結婚相談所に行けるようにしてあげて欲しいと、ソーシャルワーカーにお願いした。

「それから〝俺、キリスト教をしてみてえです〟と、言うんです。心のよりどころが欲しいんだろうと思って教会へ通えるようにしたりとか、本当にいろんなことがあった人なんです」

あんまりいろいろあったから、鎌倉さん自身も、セラピストというのは、「マラソンの伴走者」と同じだと、思ったと言う。

そして、鎌倉さんが臨床家として、失敗してしまったのも、実は、このA.H.氏であった。

「患者さんって、すごい敏感なんですよ。ずっと患者さん見ていて思うことは、人間はいろんな機能が失われても、最後まで残っているのは感情の力だということ。しかもそれは、相手が自分にとって敵か味方かを見分ける力。それはものすごく最後まで残っていると思うんです」

A.H.氏は、そのことを教えてくれた患者のひとりでもあった。

問題が起きたのは、反復訓練だった。鎌倉さんが、常日頃つまんないと思う反復訓練だ。A.H.氏と訓練を始めて3年ぐらい経ったときに、鎌倉さんの心にあることが浮かんだのだ。

「私は、この人と毎日、いつまでこんなことしているのかなと、フッと思ったんですよ、心の底で。そしたら、ちょうどその頃、A.H.さんが来なくなったんです」

鎌倉さんは気になって連絡して、病院まで来てもらった。

すると、彼は、〝先生はもう、俺に飽きちまったんじゃねえですか〟と言ったのだ。

「それはすごく、図星でしょ？　でも、いくら私が正直でも、そうなんですとは言えないです」

ドキッとした。平静を装って〝そんなことないです〟と言ったあと、〝私は、一所懸命やろうと思っています〟と付け加えた。

Y．S．氏も、鎌倉さんにとって印象深い患者のひとりだ。

１９９６年７月28日に行われた第22回日本看護研究学会（広島）で、鎌倉さんは、〝生活者の視点から看護を再考する〟という看護師向けの講演を行っている。というのも、その研究会の大きなテーマが、〝リハビリテーションとＡＤＬ、そしてＱＯＬ〟であったからだ。鎌倉さんは、１９９４年に、リハビリテーション医の伊藤利之氏と共編著で、『ＡＤＬとその周辺　評価・指導・介護の実際』[*5]（医学書院）を出しているので、きっと適任と思われたのだろう。

「ＡＤＬを巡って、医療者と患者はどう向き合うのがいいのか、という話をしました。それがねえ、中身のことをちゃんと覚えているんです。というのも、私にとって、ちょっと印象深いエピソードを話したからです」

それが、Y．S．氏のことである。

「高次脳機能障害の一種だけど、位置関係が全く分からなくなるタイプです。強烈に分からない。縦と横が分かんないんですよ」

横と縦が分からない!?　私には、全く理解できなかった。何だ、それは？

「例えば、紙に縦のテープと横のテープを貼ったのを並べて見せる。二つがどういうふうに違うか話してくださいって言ったら、〝これ違うんですか〟って。それほど分からないんですね」

鎌倉さんは、縦と横をどうやれば分かってもらえるか、本当にいろいろ考えた。

「まず、私が立っているのを見せて、それで寝転んでいるのを見せて、〝立っているのと寝ているのとの違いは分かりますか？〟って言ったら、〝分かる〟って言ったんです」

鎌倉さん自身が実際に立って見せ、そのあと、寝転んで見せたら、Y．S．氏は分かったのだ。

「今度は人形のコケシを持って来て、コケシを立てて、次に寝かせる。〝分かりますか〟って聞いたら、〝違う。分かる〟って言うんですね。次に紙に描いた線を見せると、〝分かんない〟って言うんですよ」

あらら、元に戻ってしまった。線にすると分かんないのである。

「今度は同じ小さな棒を2本持って来て、縦と横にして紙の上に置いた。見ただけだと描かれた線と同じですから〝分かんない〟って言いますね。それで、〝触ってください〟ってお願いして、触ってから、それをのけて、今度同じような図を描いて、〝同じに見えますか、違うように見えますか？〟って聞いたんです」

すると、〝違います。不思議だなあ〟とY．S．氏。何だか分からないが、違うことが分かった。

「触覚を使えば入り口が見えそうだなと、すごく興味をそそられたケースなんですよ」

ところが、意外なことで、つまずくのである。Y．S．氏本人に、訓練を拒否されるのだ。

「Y．S．さんは大学病院に検査入院で来ていたので、もともとが短期逗留のつもりであったということと、そこに来る前の病院で、位置関係の訓練をさせられていたんですね」

すでにＯＴの訓練を受けていたのである。それも、とてつもなく厳しい訓練を。

そのおかげで、Ｙ．Ｓ．氏は、左手または右手を使って、左目や右目、左耳や右耳を指さすことだけはできた。セラピストが指令を出し、それに従って、指を動かして示す訓練を、何度も、何度もやらされていたからだ。そのおかげで、本人はホトホト疲れていた。訓練なんて、もうやりたくないと思っていたのだ。Ｙ．Ｓ．氏は鎌倉さんに向かって、言った。

〝あなたのやり方は、僕は面白いと思う。あなたの訓練を受けてみたいという気持ちはある。だけど僕は、もう疲れた。早くうちに帰ってしなくちゃいけないことがたくさんあって、そっちのほうが気がかりだから、もうこのまま退院させてもらいます〟

そう、ただ訓練をやればいい、というものじゃないのだ。

「いくらＡＤＬが大事だからと言って、こっち側から見るとすごく気になる、何とかしたいと思うようなことがあったとしても、患者の生活全体とか、心情全体を考えると、介入すればいいとは限らないときがある。ＡＤＬへのアプローチっていうのは、そういう複雑な問題を持っていると思うと、講演では話したんです。だから、覚えているんです」

＊5伊藤利之、鎌倉矩子編著：ＡＤＬとその周辺―評価・指導・介護の実際、医学書院、１９９４

そんな、鎌倉さんにとって臨床の醍醐味とは?

「自分なりにちっちゃな考えを思いつく楽しさ、うれしさ。それが、ちょっぴりだけど、人に役立つうれしさ、その二つ」

ちっちゃくて、ちょっぴり、そう表現した。この言葉は、鎌倉流の独特な表現である。

「ちょっぴりですよ、うふふふっ。ちょっぴりなことが大切だとも思っているんです。ちょっぴりの積み重ねですよね、人生って。ちょっぴりだけれど、大事だと思っているから、ちょっぴりでいいんです。だから、自分のちっちゃなスケールながらも、考える楽しみ、人に役に立つこともあるという楽しみ、それに支えられると思うようになりました」

鎌倉さんの専門の一つである手の訓練もそうだ。

「たとえば患者さんの手の機能回復というのは、片麻痺のあとの場合はそんなには目覚ましくないんです。1~2段よくなるぐらいしか望めないことが多いんですね。どんどんどんどんよくなるのは、それは自然回復がある場合で、セラピストのせいじゃないと思います」

例えば、箸を使えない患者の訓練である。多くのOTが行う訓練は、患者に箸を渡し、前に何か摘むものを置いて、それを摘む練習をするように指示する、というものらしい。

「それは、ずっとよくないと思っていました。スポーツもそうですけど、運動機能を上達させるためには、フォームの細かい指導とか、順々に難度を上げるステップを踏むとか、プログラムを組み立てていくじゃないですか。それをただ〝お前走れ!〟みたいなやり方をするなんて」

〝箸で摘め！〟では、運動部の鬼コーチが〝お前走れ！〟と言うのと同じだ。「セラピスト側に、方法のアイディアとか、経過についてのイメージが無い場合に、そうなると私は思うんです。でも、それでは、実際に上手くいかないです」

最後の講演で、鎌倉さんが語った臨床家の仕事。

鎌倉さんの本当の最後の講演となったのが、すでに何度か紹介した２０１０年10月24日に行われた、高次脳機能障害作業療法研究会設立20周年記念大会の基調講演、〝高次脳機能障害作業療法の今までとこれから〟だ。

その日の鎌倉さんは、それまで私が会っていたときとは違っていた。きりっとしたダークグレーのピンストライプのパンツスーツ姿で、ちょっと緊張して見えた。

その講演の最後のほうで、自分がみた最後の患者としてK.Y.という人の話になった。

〝88歳の女性で、入院中の方でした。大変広範囲の脳梗塞があり、重度の左片麻痺と超重度と呼びたいほどの左側無視がありました。通常は放っておかれますと、うつむいて眠っていると いう状態にあります。そして、自発行為は全く無い方でした〟

K.Y.氏は、一見何の反応も示さないように見えたが、呼びかければ答える、簡単なことはやろうとする、指示することはやろうとする。目立っていた特徴は、何かの刺激を与えられると、視線がどんどん右へ偏位していく、顔も視線も右へ回っていくこと。

セルフケアは全面依存。つまり、自分でスプーンを使って食べることもできなかった。

鎌倉さんは、２００５年の３月に、この患者を担当しているＯＴから依頼を受け、評価観察を実施した。観察にした理由は、通常の検査ができないほどに重度だったからだ。そして鎌倉さんは、そのときの評価観察をビデオ記録し、そのビデオを何回も、何回も見直す。

〝Ｋ．Ｙ．という方の視線を定めて行く際の特徴は、次のようなものだと判断しました。第一は、話そうとする、見ようとする、何かをしようとすると、顔も眼球もどんどん右へ偏っていってしまう。第二は、何か見るものがある、見えるものがあるということが、視線の右方への偏位を強めている可能性がある。この患者さんは、正面に何か示して、これを見て下さいと言っても、決して見ることができない患者さんなんです。何故なら、視界にはいっぱい見えるものがありますから。いま私の目の前にみなさんが全部見えるのと同じですね〟

そう言って、鎌倉さんは観客席を見上げた。観客のほとんどが、鎌倉さんより遥かに若い、現役の学生や、現場で働くＯＴたちだった。

〝ところが、うつむいて目をつむっている状態で前方から名前を読んで呼びかけると、真っ直ぐ顔をあげて、そしてその先にあるものの方を見ることができます〟

視覚刺激があるときと、無いときの反応が違っているということに、鎌倉さんは気づいた。

〝第三は、触覚刺激は視線の定位を誘導する、ということ。患者さんは自分の手を見ることできませんでした。見ようと思っても、決してそこに視線を向けることができない。けれども私がその手にものを置きますと、すぐにそれをつかんで、そして見ました。つまり触覚刺激が誘

導して視線をその位置に持ってくることができる、ということを見て取ることができました〃
鎌倉さんが、評価観察で気づいたことは、まだある。
〃第四は、この人の対象無視というのは、ある種の動体に対しては起こらないということです。つまり、対象が静止しているか、動いているかによって、反応が違うということです。
実は、これら四つの所見は、私にとっては大変新鮮なものでした〃
当時、鎌倉さんは、仕事から引退する方向ですべてを進めていた。そのため、それ以前よりも時間的な余裕があったのだ。なので、何度も、何度も、このビデオを見ることができたのだ。
〃私はその発見に満足し、担当者に報告書を書いて渡して、この事例から離れました〃

ところが、見逃していたのである。鎌倉さんの「猛省」。

そのあと、鎌倉さんは、自分の仕事の集大成として長い間懸案事項になっていた『高次脳機能障害の作業療法』の本格的な執筆活動に入った。そのために、再びこのビデオを見直すのだ。
〃2009年、昨年のことですが、ふと思いついて、この患者さんが促されてスプーンを持ち、一口分をすくって口に運ぶまで、一体何秒かかるのか計ってみようという気になりました〃
これまた、ストップウォッチである。K．Y．氏の食事の訓練場面の内容は、こんな感じだ。
K．Y．氏は重度の左側無視なので、セラピストは最初からK．Y．氏の右側にいる。そして、訓練開始。セラピストが〃K．Y．さん、こっちを見て、ここにスプーンがありますよ、もっと右ですよ〟と声をかける。〝ここにありますよ、見てください、見てください〟というふうにセラピストは何度も促し、待ち、助けて、K．Y．氏が何とかスプーンを持ち、すくって、口に運ぶまでを誘導する。その一連の動作の経過時間を、鎌倉さんはストップウォッチで計ったのだ。

〝計ってみると、それは2分30秒でした。励まされて一口を運ぶのに、2分30秒です〟

150秒だ。普通の人だったら、1秒で終わる動作だ。150倍もかかっていた。

〝このとき、猛省が私を襲いました。これは明らかに、過度の負担を強いている光景です〟

鎌倉さんの声が、一段強くなった。若い聴衆に明らかに訴えていた。演台のスクリーンに映写されていた〝猛省が私を襲った〟という文字が、赤色に変わった。

〝評価のとき、この患者さんの場合、触覚刺激が視線の定位を導くということに気づいていました。それなのに、それを生活に応用するというところまで、そのとき思いが至りませんでした。4年目にしてやっと気づいたわけですから、自分を責める気持ちが大変強くありました〟

鎌倉さんは、自分の臨床家としての見逃しを、会場の若い作業療法士たちに、正直に語った。

〝誠に人の歩みというのは、遅々としているものだと思います。しかし一度でも出会った患者さんは、そのあとも私の中に棲み続け、私を導いてくれていると思います。臨床家の仕事は、見る・考える、調べる・考える、試す・考える、ということの連鎖です。私たちの今までの臨床活動の前進は、このような営みの中で育まれてきましたし、これからもきっとそうだと思います。そのとき大切なものは、何でしょうか〟

スクリーンに、「実利性」、「科学性」「論理性」の三つの文字が映し出された。

〝それは実利性と、科学性、すなわち論理性だと、私は思います。

私にとって科学的であることと、論理的であることはイコールです。症例研究は、特に臨床的な症例研究は、科学にならないという方がしばしばおられます。しかし、やり方次第だと、私は思います。臨床的な事例研究であっても、その中で論理性を貫く方法というのはたくさんあるはずです。けれどもその方法というのは、その患者さん、そのときのテーマに合わせて、臨床家、あるいは研究者が自分で見い出していかなくてはならないものです。それは大変に難しいけれども、やりがいのある仕事だと私は思います。皆さんのご検討を祈ります〟

スクリーンの画面は、鎌倉さんの住む家の庭先からの風景に変わった。

広がる畑地のむこうに中央アルプスが見えた。

〝写真は我が家の庭から西の方向、つまり神戸の方向を見て撮った写真です。この地から、私は皆さんのご活躍を祈っています。ご静聴ありがとうございました〟

こんなふうに、鎌倉さんの最後の講演は終了した。

第5章

「作業療法士・鎌倉矩子」研究者となる。

1974年2月、34歳の鎌倉さんは、東京都老人総合研究所へ。

この年、診療報酬点数表に、「身体障害者作業療法」「精神科作業療法」「精神科デイケア」という項目ができた。作業療法が、日本で正式に医療として認められたのである。

鎌倉さんが移った都老研というのは、現在の地方独立行政法人東京都健康長寿医療センターにある。この医療センターの歴史は古い。幕末から大正期に活躍した、官僚であり実業家の渋沢栄一が、1872年に貧しい人たちのために設立した施設で、養育院と呼ばれていた。

1967年、経済学者だった美濃部亮吉氏が都知事になり、革新都政として、老人医療費無料化、高齢者住民の都営交通無料化など、社会福祉制度改革を次々と行う。その中に養育院改革もあった。日本初のリハビリテーションを中心に据えた、老人医療センターにしたのだ。

鎌倉さんの就職先の都老研は、当時も今も、最先端の老人総合学研究所だったのだ。

「あの頃は、作業療法士が就ける研究職なんて滅多になかったですけど、たまたまあったんです。私がハイランドビュー・ホスピタルにいたときにそこに荻島秀男先生がいらして、そのあと先生は養育院にリハビリテーション医として就職なさって、その関係で、来ませんか、と声をかけてくださったんです」

荻島氏というのは、日本人初の、アメリカのリハビリテーション専門医上級試験合格者だ。

都老研には荻島氏が責任者であるリハビリテーション医学部があり、その下に運動研究室、障害研究室、言語聴覚研究室があった。その障害研究室の主任研究員に誘われたのだ。

「臨床ばっかりやっていると立ち止まって整理をしたくなるもので、それで移ったんですね」

臨床は面白かったが、めちゃくちゃ忙しかった。鎌倉さんは、考える時間が欲しかったのだ。

ここで取り組んだ鎌倉さんの研究テーマは、一つは「手」、一つは「認知障害」だった。

「都老研ですから、本当は老人問題を研究しないといけなかったのだろうと思いますけれど、私の身勝手で、まずは整肢療護園時代から一番気になっていた問題を片付けました」

それが、〝人間は手をどのように使っているのか〟である。手の形と動きにつながる研究だ。

「もう一つは認知障害についての研究を少しずつ。自分の中で整理がついたらなあと思って」

こっちは一応、老人の研究と言ってもよいものだったようだ。

鎌倉さんの「手」への疑問は、訓練法というより、もっと本質的なものだった。

「手の研究をしようと思ったのは、私の中に、二つ動機があったと思います。その頃の訓練の考え方は、訓練というものは基礎能力の育成である、だから必要な基礎能力をいくつか訓練すれば、やがてそれが応用能力としてまとまり上がるだろうというものです。だから、必要な基礎的訓練をいくつかちゃんとやらなくちゃいけない、っていう考え方が、私の中にありました。そうこうしているうちに、必要な基礎的訓練は何かということが明らかになっていないのではないか、必要な基礎というのが分かっていないんじゃないか、摘む訓練をしただけでは、その基礎的な訓練を満たしたことにならないんじゃないか、と思うようになったんです」

〝自分は、本当に手のことを分かっているのか〟である。

〝手のことが分からなければ、本当に必要な基礎的な訓練は分からない〟である。

「だから、一つは、人間の手の機能がどういうふうに構築されているのか、全体を見ながら、部分をきちんと捉えていきたいと。もう一つは、東大病院に移って成人を扱うようになってからなんですけれども、手の形は機能を現すなと、患者さんを見ていて思うことがあったんです」

患者さんの手の形が、機能を現す!?

「形です。すなわち、動かさなくても、患者さんに会った瞬間に、その手を見ると、その人の手は、このくらい動くんじゃないかって言えそうなほどに、手の形、フォームというものが、たくさんの情報を伝えていると。だから、フォームの分析の能力を研ぎすますことができれば、手の機能を考える上で、もっと進んだ段階に達することができるだろう、と思ったんです」

手の形を見ただけで分かると言うのだ。経験を積んだ臨床家の「第六感」なのか。

「患者さんの手というのは、ねじれていたり、握ったままだったりですが、それを見ただけで、この人は指1本、1本動かせないだろうなとか、親指は何とか動かせるだろうなあとか、感じますよね。ブルンストローム・ステージというのは、たぶんそういうことなんです。ブルンストロームは成人片麻痺の回復段階を6段階に分けたけれど、本当はもっといろんな側面があるし、もっと細かく見ることが、生活の中で道具を扱うためには、必要だと思ったんです」

訓練法にしても、手の形にしても、人の手がどういうふうに動くのかということが分からないと答えを出せない。それには自分で調べるしかないと、鎌倉さんは決意する。

「研究者になりたいとは、特に思っていませんでした。私が研究者に向いているとも、全然思っていませんでした。ひとえに知りたい。これがないと、臨床家として自分が前に進めない。分からないと進めない。答えが周りに無ければ、自分で調べるしかない。そういう感じですね」

研究を始めたのが１９７６年。10年を超える、壮大な研究物語のスタートであった。

あなたは、「手」についてどのくらい考えたことがあるだろうか。

20年以上も前の話だが、私が女性誌の編集者をやっていたとき、料理研究家の小林カツ代氏を取材したことがある。テーマは、〝鍋の洗い方のコツ〟。小林氏は、鍋を洗うとき〝指でなぞれ〟と言ったのだ。そうすれば、こびりついている汚れがすぐに分かる、見なくとも分かると。

確かに、見た目で分からなくても、手の指で鍋底をなぞると、洗い残しの汚れが分かる。手というのは、ただつかんだり、押したり、道具を使ったりするだけでなく、暗闇の中でものを触っただけで、それが何か判断する、非常に優れたセンサーの役割も持っている。

しかし、私たちは、そんなことを考えずに、当たり前のように手を使っている。

１９８９年に出版され、一度絶版となり、今はオンデマンド版で再発行されている鎌倉さんの著書『手のかたち　手のうごき』[*1]を読んだとき、私にはちょっとした衝撃があった。考えると当たり前なことが、詳細にきちんと分類されていたのだ。このときの鎌倉さんの研究手法は、ある状況を作り出して、自分で見るという観察的実験というものだった。鎌倉さんは、ありとあらゆる方法で「手」について調べ、「手」を観察している。それも、障害者の「手」ではなく、健常者の「手」の徹底観察だ。それも、ＯＴとしての徹底観察だったのだ。

＊1鎌倉矩子：手のかたち　手のうごき、医歯薬出版、１９８９

例えば、第1章の手の動きの、項目3「日常生活における手の用途」を見てみよう。

①検知、②接合、③連結、④道具化、⑤把持、⑥操作（狭義）、⑦対応、⑧象徴といったふうに、手の用途が8つに分類されている。この分類がとても面白い。

誰もが想像する手の運動機能ではなく、生活場面においての手の働きの分類なのだ。

「検知」は、私が説明したように、触るだけで、ものを認知する働きだ。

「接合」は、手でものを押さえたり、支えたり、押したりと、対象物との間に広い接触面を形成して、その位置を維持すること。

「連結」は、ゆるやかな対象との結合である。鉄棒にぶら下がる手とか、引き出しを引き出す手とか。ここには、人と手をつなぐという、心温まる用途も書かれていた。

「道具化」は、水をすくうときに手をお椀にするとか、凝った肩を叩くときにげんこつを作るとか。ひっかくために爪を対象に直角に当てるために、指を曲げることも入っている。

「把持」は、誰もが最初に思う手の用途だろう。しかし、この「把持」について、鎌倉さんは、ものをつかむことと、つかんでいることとは、厳密に区別されるべきだと言っている。そして、

「把持」は後者で、金槌や鉛筆といった物体を手の中に取り込んだあとの状態としているのだ。「操作（狭義）」は、ビンの蓋を開けるとか、ページをめくるとか、ハサミでものを切るとか、指の動きで、ものを回転させたり、動かしたり、変化させたりする。

「対応」は、主体となる手に対して、もう一つの手が生み出す機能だ。主体の手がうまく機能するように、無意識に反対側の手が対応し動いているのだ。鎌倉さんは、〝固く強ばった脳卒中患者の手が洗いにくいのは、この対応が十分できないためである。洗う機能は手以外のもので代償できても、洗われる側の対応の機能は代償されえない〟と指摘している。

「象徴」。これには、唸った。手、そのものが、社会的な意味を持つ特定な形や表現を持つ動作のこと。Ｖサインをするとか、敬礼をするとか、拍手をするとか。一見大事ではないように思える用途だが、人が人生を楽しく生きていくには欠かせないものだと思う。

この分類のあと、鎌倉さんは、手の骨・関節の構造、筋・神経機構、皮下組織、皮膚、爪、感覚、発汗まで一通り検討し、霊長類の手の進化の過程にも注目している。

そして、手の区分と構造を述べたあと、いよいよ、人の手の形と動きの説明に入るのだ。

44ページの5章3「指列の動き」から、「研究者・鎌倉矩子」の真骨頂となる。

手の骨は、手のひらのつけ根にある骨、つまり手根骨だけでも片手あたり8個あり、指、つまり指列を形作る骨は19個もある。まず鎌倉さんは、「指列の動き」という独自の概念を創り出し、そこから指1本の動きの基本分類を示している。

①曲げ、②伸ばし、③巻きあげ、④つき出し、⑤押しつけ、⑥弛緩伸ばし、⑦引きよせ、⑧押し出し、⑨締め、⑩弛緩、⑪外転、⑫内転と、12の動きだ。

こういった記述にした理由を〝指列の動きを記述するには、個々の関節の運動をいちいち列記するよりも、全体を1つの名称で表す方が便利である〟と書いている。確かにそうだ。

そして、鎌倉さんたちの詳細な観察データから、指の動きのほとんどが①〜④の、曲げ、伸ばし、巻き上げ、つき出しの四つで、ほぼ表記できることが分かった。

他に大切な指の動きの基本は、⑪外転と⑫内転。つまり、合わせて六つを覚えておけばいいと、鎌倉さんは書いている。これも複雑な〝指列の動き〟を共通理解するためのルールだ。

そして、第6章の「手の静的な使用形態——把握」から、本格的な観察的実験に突入する。

〝把握〟を分析するために、検討した写真は、何と7490枚。

2002年11月21日、広大医学部保健学科FD研修会で行われた鎌倉さんの講演〝保健学と質的研究——質的研究に胡散臭さを感じる人々に応えて——〟の抄録（鎌倉矩子、『広島大学保健学ジャーナル』[*2]）には、このときのことが、こう書かれている。

〝選んだ手段はきわめて原初的なものである。（中略）私は写真と16mm映画を使い、判断は目視に頼ることにした。最初にとりかかったのは把握の静止のフォームである。国語辞典の中の物品すべてを選び出し、これを１００余種に絞ってから、把握１０７課題を設定し、これを７人の健常被験者に実行してもらった。そして1課題ごとに手のフォームを5方向から、写真に撮影した。来る日も来る日も現像に明け暮れた結果、つごう７４９０枚の写真ができあがった。それを体育館ほどの大きさの部屋に並べて分類にとりかかった〟

そこから得られた、「把握」している手の形の類型は、大項目レベルで、握力把握系、中間把握系、精密把握系、母指不関与系の四つになった。

そして、その下に、握力把握――標準型、同――鈎型、……三面把握――標準型などなど、合計すると全部で14もの下位項目が並ぶことになる。

研究を始めてここまで2年かかって、鎌倉さんは、まず「把握」の分類を成し遂げたのだ。

鎌倉さんはこの実験で、いくつかのルールを課している。一つは、基本はふたりの助手と一緒に観察すること。そして、研究で使った道具は、すべて国語辞典から選ぶこと。

「恣意的なものを無くさなきゃいけないと、まず思ったのと、特殊な動きではなく、日常の普通の手の動きを知りたかったんです。自分の先入観によらないで、実験対象、観察対象を探すにはどうすればいいかを考えたら、思いついたのが国語辞典でした」

＊2鎌倉矩子：保健学と質的研究―質的研究に胡散臭さを感じる人々に応えて、広島大学保健学ジャーナル、第2巻第2号、4-11、２００３

「非把握」は、もっとすごい。1万4420枚の写真を並べ、検討した。

次の第7章「手の静的な使用形態――非把握」研究も、基本同じように行われた。「非把握」も国語辞典の中から物品名詞を選び出し、片手動作については105項目、両手動作については101項目の課題を決めた。それを7名の被験者に実施してもらい、そのときの手の形を写真に撮り、肉眼で比較し、分類し、それぞれに名称を与えている。

現像した写真は、1万4420枚。「把握」のときの約2倍である。

「非把握」の手の動作課題なんて、あるんだろうかと一瞬思うが、それがいろいろあるのだ。乳液を瓶から受ける、拇印を押す、引き戸を押す、穀物を両手ですくう、団子を丸める……。

そこから抽出された非把握の静的な形の大分類は、凸面系、平面系、凹面系、鈎系、深屈曲系、塊り系、突起形成系と、七つ。その下に、へら型、やつで型、平板型など、これまた、全部で16もの下位項目が来るのだ。いやはや、非把握だけで、何とたくさんあることだろうか。

〝静的で非把握の動作とは、けっきょく手をあるかたちに維持し、その全体もしくは一部を対象にあてる（または向ける）動作である。把握と違って、掌側面を使ったり、背面側を使ったり、側面を使ったり、また、ひと続きの部位を使ったり、離れた箇所を同時に使ったり、いろいろな使い方ができる。このため、1つの手のかたちの用途は多様である。逆に、1つの動作が多種類の手のかたちを使って実行される可能性も少なくない〟（『手のかたち　手のうごき』

より）

例えば、頬杖をつく。私は、軽く拳を作って両手のひらを上に向け、そこへ顎を載せる。頬を両手のひらで包むように頬杖をつく人もいるし、映画『ローマの休日』のオードリー・ヘップバーンのように、拳を作って両拳の上に顎を載せるという、多くの人を魅了した形もある。

同じことを行う手の形は、一つだけではないという発見である。逆に言えば、一つの形にこだわらなくても、他の形で代用できるかもしれないという発見でもある。

また、一方で、これらの観察によって、「把握」の場合も、「非把握」の場合も、少ないながら、誰もがほぼ同じ手の形をとる状況というのがあることも、分かったのだ。これは、とても重要な発見だった。このあと紹介するが、このことが手の機能診断の開発につながるのだ。

１９８０年、とうとう鎌倉さんは、「手の動的な使用形態」の観察的実験を開始する。

〝障害をもつ手の機能再建を取り扱う立場からすれば、もっとも知りたいのは、〝手は自然な動作の中で全体としてどのように動いているのか（移動ではなく形態的変化）〟ということである、これと表裏の問題として、その変化を言葉でどのように表現できるか、という問題がある〟（『手のかたち　手のうごき』より）

私たちは、腕から、手首、手のひら、１本ずつの指、それらがすべて動いて、それも、それらがそれぞれ、ときには一緒に動いて、連続するさまざまな形を作って、日々手を使っている。

まず、観察方法である。動く手の形を、正確に捉える観察方法でなくてはならない。

鎌倉さんは、鏡でぐるりと囲んだ撮影台を作って、手の動きを16ｍｍの動画フィルムに収めるという方法を編み出す。台はガラス板だ。その上で、手が物品を動かす動作を行う。その動きを、鏡を3〜4枚使い、上からも、下からも、横からも、正面からも、背面からも、一度に撮影できるように工夫したのだ。そして、動く手を毎秒32コマで動画撮影し、そのフィルムを毎秒2コマ、16分の1のスローモーションで映写し、肉眼で動きの変化の過程を分析した。

課題は、国語辞典から92項目と決めた。被験者は、このときは5名。

例えば、皿の上の肉を食べるために、台の上のフォークを手に取り、皿まで持って行くまでの5本の指の動きを、1コマ1コマ、5章で分類した「指列の動き」の表記で書き出す。そして、鎌倉さんたちは、ひとりの被験者がやった一つの課題動作を、指の動きが変わるごとに区分したらしいのだ。区分したその総数は、7781区分。とんでもない作業だと私は思う。

現・埼玉県立大学作業療法学科教授の中田眞由美さんは、1983年12月からこの研究に、研修生として参加している。中田さんの当時の感想である。

「いろんな動きを、当初は、真っ暗な研究室の中で、16ｍｍフィルムのコマを送っていって、目で追うんです。それを今度は、シートにずっと書いていくんですけれど、最後、それを細かく切るんですね。そうするとものすごい枚数のシートができますよね。最初は、私、鎌倉先生は、これを一体どんなふうにまとめるんだろうって、想像もつかなかったんです」

実はこのとき、鎌倉さん自身も、途方に暮れていたのだ。

あまりに検討する課題数が多いので、最初の年は「直方体、球形をした物体の操作に見られるパターン」、次の年は「円柱形物体の操作に見られるパターン」、その次は、「扁平物体、微小物体、その他の単一物体の操作に見られるパターン」、そのまた次は「連結物体、組合せ物体の……」というように分析を進めていた。

そうやって5年が過ぎていた。ものの形状がたいした意味を持たないことはすぐに分かった。指列の動きを記したシートだけが、山のようにできあがっていた。

〃判断材料は、鏡を組み合わせた空間の中を動く手の複数映像である。しかし、15を超える関節の動きの、無数の組み合わせから成る手の動きをどのように表記すればよいのか。分類作業は難航した。6年目のある日、ようやくある考えがひらめいて、すべてを整理できるめどがついた。（中略）取り出した基本類型は16種である〃（前出、講演〃保健学と質的研究——質的研究に胡散臭さを感じる人々に答えて—〃の抄録より）

このときのことを、鎌倉さんはこう語っている。

「実はこの〃ある考え〃がひらめくまで、2日間ずっと、考え続けていました。気がつくと、室内だの、駅のプラットホームだのを歩き回っていました。とても追いつめられていた。それまでの5年間を無にするかどうかの瀬戸際でした。でも絶対何かがある！という確信のようなものがあって諦められなかった。そして2日目に、ふっとアイデアが現れたのです。この経験は、私にとって本当に忘れがたいものです。とにかく、考えて、考えて、考え抜くことだ！そうすれば必ず答えは見つかる！　そのあとの人生で難題にぶつかるたび、私はいつもこのときのことを思い出し、そう自分に言い聞かせてきました」

鎌倉さんは、それまで5年間やってきたことをすべてリセットして、やっと1986年に、「作業療法士・鎌倉矩子」完全オリジナルのXYZ連記法が誕生するのだ。

XYZ連記法を、私がここで上手に説明できるか、ちょっと自信が無い。

簡単に言うと、1本ずつの指の動きを「指列の動き」で表記していたら、とんでもないことになるので、これを誰が見ても分かりやすい表記にできないかと考えたのが、XYZ連記法だ。

まず、母指を基本に考える。母指が何らかの動きをしていた場合、その動きをXとする。そのときの示指の動きが母指と同種の動きならばX、違う動きならばYとする。そのときの中指の動きが母指と一緒ならばX、示指と同じならばY、それらと異なるならZとする。

環指も、母指と同じならばX、示指と同じならばY、中指と同じならばZ、それらと異なるならVとなる、小指も同じく、他と異なる場合はWとなる。

そして、動きが無いときは、すべて0と表記する。

母指に動きが無い場合（つまり0の状態）は、示指の動きがXとなる。示指が母指と同じく動いていない場合は、中指の動きがXとなり、そのように順々に環指、小指と移っていく。

私が、やって見よう。包丁を使う右手の動きである。包丁は、刃は右に向けて置かれている。すべての指を伸ばしたまま包丁の柄に近づく。このとき、5本の指は動いていないので、0

が五つ、ＯＯＯＯＯとなる。この場合は、オールＯと表記する。

次に、包丁の柄をつかむために、５本すべてが「曲げ」となる。表記は、ＸＸＸＸＸすなわちオールＸ（Ｘ＝曲げ）。

包丁を持ち上げるための準備として、すべての指が包丁の柄に接し「巻き上げ」となる。オールＸ（Ｘ＝巻き上げ）。

母指の「内転」で刃を下に向ける。他の４本は動いていないので、ＸＯＯＯＯ（Ｘ＝内転）。刃の固定のために示指は柄にそって「伸ばし」、他の指はそのまま。ＯＸＯＯＯ（Ｘ＝伸ばし）。

包丁を手のひらの中に収めるために、母指を「伸ばし」、示指はそのまま、他指は「つき出し」。ＸＯＹＹＹ（Ｘ＝伸ばし、Ｙ＝つき出し）。

そして、母指と示指はそのままで、中指、環指、小指を「曲げ」、包丁の柄を手のひらにしっかりと収める。ＯＯＸＸＸ（Ｘ＝曲げ）。まあ、こんな感じだろうか。
Ｘ、Ｙ、Ｚ、Ｖ、Ｗ、Ｏを組み合わせてつくられる5桁の記号の種類は、理論上だと７２０種。しかし、５名の被験者による92項目を詳細に分析した結果は、１４７種だった。人によって指の使い方が違っても、最終的には人は似たような指の使い方をしているということだ。
また、この１４７種も、出現率に差が出た。上位16種が、すべての項目の68％を占めた。

特に、オールＸ型、ＸＹＹＹＹ型、ＸＯＯＯＯ型、ＯＸＯＯＯ型の四つが、それぞれ全体の約９％ずつを占めた。また、ほぼ、Ｘ、Ｙ、Ｏ、Ｚの四つで、指の動きを表記できることも分かった。つまり、指が5本あっても、日常生活では、それぞれが全く別の動きをすることは、ほとんどあり得ないことが実証されたわけだ。

また、XYZ表記にすることで、ある動作において、どの指が一緒に動いていて、どの指が別に動いているかも、一目で分かるようになった。

「手のことが分かった。面白かったです」

これは、鎌倉さんの研究をやり終えた感想だ。

「私の言いたいことは、人の手は無数の動きかたをしているように見えるけれど、絶対に類型があるはずだということです。そして、その類型を押さえれば、その人の機能も理解しやすいし、訓練も考えやすい。だから、それが分かった。類型を作るということは、ある意味で、恣意的なものではあります。私としては、日常生活を営む上での手の動きを理解できれば、ということを目安にしました。その結果、誰にでも具わっている動きの類型が分かると同時に、それがいろんなシチュエーションですごく変わるものだということも、個人差がすごくあるということも、また、個人差が生まれやすいシチュエーションと、個人差がほとんど生まれないシチュエーションがあるということも分かりました」

鎌倉さんは、10年かかって〝手の形と動き〟が分かった。「手は私の中に落ちた」と思った。

もう一つの研究は、認知障害の「半側無視」についてだった。

私は、鎌倉さんに会うまで「半側無視」というものを知らなかったので、とにかく驚いた。カレーライスをきれいに左半分残したりするなんて、そのお皿の半分の境目は、その人にはどのように見えているのだろうか？　全く分かっていない私が、鎌倉さんに訊いてみた。

一体、脳のどこがやられれば、半側無視になるんですか？

「それは諸説紛々なんです。いろんな病巣から起きます、はい」

外見は、普通に見えるんですよね。眼球も動いているんですよね。

「そうそう、それで、都老研のときに、半側無視の人たちは一体どのようにして目を動かして対象を見るのか、っていう研究もしました。間接的に目玉の動きを知ることができるアイマークレコーダーという機械を使って調べました。そのときまでは、患者さんは見落としているのか、それとも見えているけど認知しないのか、それとも見えないのか、という問題が解決されていなかったんです。私の予想は、たぶん、それは見ないからだろう、だったんです」

何故、見ないからだろう、と予想したんですか？

「だって、患者さんを見ていると、見ないからだろう、と思われるんですよ。その頃、いろんな雑誌の論文を見ていると、どちらか分かんないみたいな論争が続いているんだけれど、私が患者さんを見ていると、どうしたって、これは見ないんだよ、と思わざるを得ない。だから、その証拠をとるために、実験をしたんですね。自分で、確認するために」

結果は、鎌倉さんの予想通りだった。つまり、行為の問題だったのだ。

「重い半側無視の人の視線の動きっていうのは狭い範囲を、行ったり来たり、行ったり来たり、ぐちゃぐちゃするんです。普通の人は、ものを見せますと、スパーン、スパーンと標的に向かって視線が飛んでいく。それはサッカードとか、サッケードとかいうんですけど。日本語でいうと飛躍運動かな。チャッチャチャッチャッと真っ直ぐにものに視線がいく。でも重い患者さんは、その飛躍運動がほとんどゼロなんですね。同じところをウジョウジョウジョウジョと動いているだけ。その結果が取れた。証拠として分かった。眼球運動の軌跡を図示できたんです」

さて、自分はどうか考えてみる。何かを見るとき、確かに、真っ直ぐその標的に視線が動いているような気がする。自分で言うのも何だが、見たいものを見るときの視線に、迷いが無い。

どうやら、私たちがものを見るには「プラン」が必要らしい。

「プランして見たものしか、人は理解しないです。そのことを本人は意識してないけれど」

つまり半側無視というのは、どこからかは分からないけれど、左側のものを認識していないということ。そして、重症な人と重症じゃない人がいるらしい。しかし、いくら考えても想像できない。だって、実際に左目を塞（ふさ）いで右目だけで見ても、左側が見えるではないか。

「そうなんです。それとは違うんです。普通は、片目が両側世界を見ているんです。右目は、左側も見ているんです。だから、片目を押さえたぐらいでは、半分消えることはないです。でも、半側無視の人は、それぞれの目の左側が、まあ、稀に右側の場合もありますけれど、左側の視界が消えていることが多いんです。そのことを、視野が半分無い、って言うんです」

〝視野が半分無い〟とは、何と不思議な言葉だ。

「さらに、視野が半分無いってことと、そっちを見ないということは別問題なんです。仮に視野が半分無くても、見ようと思えば、自分で代償します。目を動かしたり、顔を動かしたりね」

そうだ。左側に視線がいかなければ、意識的に、顔や身体を見えないほうへ向ければいい。

「そう、目や顔面を動かせば、そちらを見ることができる。だから視野の半側が落ちているという人は山ほどいるけれど、だからと言って全員が半側無視になるわけではないんです」

ええっ⁉ 左側が見えていない人は他にもいるけれど、その中で顔面を動かして見る人は、半側無視とは言わない？

「言わない。見て意識するから、認識するから、半側無視とは言わないんです」

じゃあ、左側が見えないけれども、顔を動かして見ることによって、左側を認識している人が別に存在しているってことなのか？

「えーと、患者さんの中に、半側の視野が無い人が結構いるけれど、全員が半側無視と言う認知障害に陥るわけではない。顔を動かして見ればね」

そういう人たちは、ちょっと不自由だけれど、顔を動かせば、見えてくるってことか。

「はい。だけど、半側無視の人は、顔を動かして見ようとしない」

何でぇーっ！？ 思わず、大声を上げてしまった。

「それが、みんなにとっての大テーマなんです、企画性がね。企画性とはプランのことです」

見ようとする、プランが無い。だから、見ない。なので、見えない!?

「脳のある部分をやられてしまうと、そうなってしまう。その理由は認知の問題だから、とまでしか言えない。それ以上のことは、分かんないんです。もやもやしている部分がいっぱいあるんです。だから、すごく簡単に言っていると思ってください」

ズブの素人の私に、鎌倉さんは、これがすべてじゃないよと、釘を刺した。

半側無視に取り組んだ1980年代の研究について、最後の講演で、こう語っている。

〝半側空間無視という問題に取り憑かれ、四苦八苦した時期です。ご存知のように、重度の左側無視というのは、軽減しないわけではありませんが、その歩みは遅々たるものです〟

ここで、鎌倉さんは、1976年に出会った、ひとりの患者、M.O.氏を例に挙げた。

鎌倉さんはM.O.氏に、1個のリンゴが描かれた塗り絵に、色を塗って欲しいと頼んだ。
M.O.氏は、見事に右半分しか赤色に塗らなかった。何度も左もあるんだと、左を見て欲しいと促し、励まし続けて、やっと2カ月後、リンゴを丸ごと塗ることができるようになった。
その同じ日に、大きなリンゴ一個があったのと同じ位置に、三つのサクランボが横並びに並んだ絵を塗ってもらったところ、一番右のサクランボしか塗ることができなかった。

注視点が、右端にしかいかなかったということである。

〝これは、それから３週間経ったものです〟

講演会場のスクリーンに映し出された、横にくっついている二つの丸の塗り絵は、左の丸も少し赤に塗られていた。注視点が左へ少し中心が移動したことが分かる。しかし、離れて並んでいる丸の塗り絵は、右の一つの丸しか塗っていない。左の丸に注視点がいかないのだ。

さらに、注視点を左に持って行くように促して１週間経って、やっと離れて並んでいる二つのリンゴを塗ることができるようになった。しかし、鎌倉さんは言う。

〝ここに第三のリンゴがあったならば、おそらく塗り残していたと思います。つまり、初期からここへ来るまでに、まだ不十分なのに３ヵ月もかかっています。しかも患者さんを取り巻く生活環境というものは、このような単純な塗り絵の世界とは著しく異なった、複雑なものです〟

〝道遠し、という感を否めない〟とM．O．氏に会ってから30数年後の最後の講演で語ったのだ。

半側無視の研究のきっかけとなった、ある悲惨な事件の話（講演の続き）。

〝一方、軽度左側無視といわれている患者にも、深刻な問題があるということに、気づかされました。たまたま、同僚が担当していた患者さんですけれども、左側を見るという促しを熱心に続けた結果、検査上は、左側無視が消失したケースでした。

しかし、職場に復帰したその２日後に、患者さんはガソリンをかぶって、焼身自殺を遂げてしまいました。聞いてみると、その患者さんは、工場で工具の管理を任されていた人だった。

このとき、半側無視の検出法の研究も手掛けた。

「テストの感度の問題ですね。半側無視という症状があるかどうかを調べる検査用紙というものがいろいろあることはあるんです。でも、どれが一番いいって、その頃はまだあんまり定説がなくって。それで、私が思ったのは、無視というのは、広い範囲のところだと見落としが多くて、狭い範囲のところだと見落としが少ないかと思われるかもしれないけれど、実はそうではない。それから同じ面積であっても、図柄の密度によって見落としの範囲がぐんと違ってくる。まあ、そういうことの研究を、その時代にやっていましたね」

このことも最後の講演で話している。実験方法は、こんな感じだ。

〝第二の研究は、一側性無視の出現率は課題によってどのように異なるか、です。

右半球損傷については103名、左半球損傷については101名というビッグ・サンプルを使うことにして、それを調べました。使った検出法は7種類です。絵の呼称、線分抹消、数字探し、緑の野菜選び、図形模写、塗り絵、計算などです〟

この7種には、臨床現場でよく使われている検査用紙が含まれていた。

〝この七つはすべて同じ大きさの紙に、同じ位置に、同じ範囲に配置されています。

そして右半球損傷群と、左半球損傷群とで、それぞれの課題において半側無視が検出された割合がどのくらいであったかを調べました〟

簡単にいうと、7種のうちどの課題が、半側無視を検出しやすいかという研究だ。検査用紙この探索の秩序性というのは、こういうことだ。患者は、棒を渡されて、棒を動かしながら、探索して行く。その棒の動きを見ると、患者の探索経路がわかる。

視野が正常な患者は、例えば「６」という刺激を提示され、点が６個ある升目を探して行くとき、順序よく端から探して、どこも抜けなく、最後まで至る。

ところが、左側無視が重い患者はスタートしてもその辺りを、ぐるぐると混乱した経路を辿り、探索しない部分が多い。

鎌倉さんは、これを探すためのプラン――行為企画が無いと判断した。

これらの三つの半側無視の研究を通して、鎌倉さんはこのように仮説を立てた。

〝第一は、半側無視というのは、視知覚の問題ではあろうけれども、行為企画の問題でもある。つまり、見るという行為の企画の問題でもあると思われる。

第二は、半側無視はその人にとっての難題であるときに、現れやすくなるのではないか。

第三は、難題の条件は、患者さん側にとっても、それから刺激側にも無数にあるだろう。私がトライして示した刺激の密度の問題は、それの一つに過ぎない。

そして、第四は、何が難度を高めるか、あるいは低めるかということの探求は、実験室でもできるけれども、臨床現場で行う方法が実利的であり、かつ効率的だろう〟（講演より）

鎌倉さんは、人によって現れ方の違う半側無視の研究は、量的実験で試していくことよりも、臨床現場で起こった問題の一つ一つに対応していくほうが、遥かに実利的で、効率的だと結論づけた。これは、臨床家は、検査用紙をあまり当てにしないほうがいいということであり、目の前にいる患者のことをよく見て、その人ごとに対応すべきだということなのだろう。

鎌倉さんはこれらの研究を、形にならなかった研究だったと言った。

「手については、10年かけて自分の目標を遂げたので、スッキリして解決したんです。だけど、認知の問題というのは、半側無視一つとっても、限りなく、限りなく疑問が続いているし、半側無視以外にもたくさん認知障害があるんです。だから、私が、こんな宇宙ほどの問題の中のちょっと一角をかじったぐらいで、気がすんだって言う具合には、それはならないです」

これらの半側無視の研究結果は、それぞれ論文として発表している。しかし、「手」のようにまとまったものはない。

「認知障害に関してまとめるとしたら、臨床的なアプローチによってだと思って来たわけです。世の中にごまんと脳研究者がいる中で、私が微々たる研究の一角をこなしたところで、それはアピールしません。だけど、認知障害の臨床ということでいえば、やっている人が少ないし、分かりたいと思っている人が大勢います。そこは、何とかまとめたいなあと思ってはいたんですけれど、そのあと臨床を離れてしまいましたでしょう。なかなかできなかったんです」

鎌倉さんが最初に取り組んだ「手」の研究は、「認知障害」とつながっていた。

普通は「手」は運動障害の分野とされ、「認知障害」は高次脳機能障害の分野とされる。実際に、鎌倉さんからもらった資料、本人自作の「鎌倉矩子略年表」にも、そう分類されていた。

しかし、鎌倉さんが知りたかった「手」は、私には、「認知障害」と同じ高次脳機能障害領域に属するように思えた。そう、鎌倉さんに問いかけたところ、あっさりと答えた。

「はい、私にとっては同じです。私としては、つながっているということですね。『手』は、個体と外界との接点じゃないですか。目とか認知活動と言うのも、外界との接点です。私は、個体と外界との接点に興味があったんだろうなと思います。それらは全部、脳です。整形外科系の手の障害に、興味が無いといったら叱られるけれど、実はあんまり興味が無いんです。全部、脳神経につながるっていうところで、私の興味はつながっているんだと思います」

〟どちらも、すべて脳の仕事の結果だ。だから、私の背後には、脳のことがある〟

鎌倉さんは、そのことをＯＴ的とも言った。

「ＰＴは脳と結びついていないなんて、決して言えません。端的に言うと、動きだって脳に支配されているんですけれども、ごくごく一部ですね。だけど、ＯＴのやることは、身体を全体的に組み合わせて流れるように使う、かつ相手が必ずいるんですよ。ものとか、人とか。だから、そういう統合機能が大事なんです。ＯＴは、脳と結びついている現象を見ているんです」

「作業療法士・鎌倉矩子」は、「脳」の不思議に魅了され、また、なかなか分からないからこそ、その「脳」の損傷によって苦しむ患者に心を寄せ、せっせと研究に励んだのだと思う。

1990年、鎌倉さんは高次脳機能障害の作業療法がどうあるべきかを考えるために、現・名古屋大学名誉教授の柴田澄江氏と、高次神経障害作業療法研究会（後の、高次脳機能障害作業療法研究会）を立ち上げる。この学会は、鎌倉さんのたっての希望により、スタート当初から、学会誌を持たない、そして、1年に1回行われる研究会では、会員がひとり1時間かけて自分の症例研究を発表することになっていて、それは20年以上経った今も続いている。その学会の20周年記念講演が鎌倉さんの最後の講演になったのだ。

〝普通の研究会がよくやるように、偉い先生を呼んで来て話をしてもらう、そういう研究会はよそうねと、私たち自身による症例検討の会にしようねと、強く主張したのは私です。

それから、自分たちの雑誌を出すなんてこともしないでおこうねとも、言いました。

私は、高次脳機能障害作業療法というのは、決して特殊な作業療法ではなく、通常の作業療法だと思っていましたので、研究の成果を活字にして報告したいときには、すでにある学術誌の中に発表すべきだ、自分たちの小さな世界を作ってその中に閉じこもってはいけない、というふうに思いました〟

鎌倉さんは最後の講演で、あとに続くOTたちに向かってこう語った。

この高い志が、続いていくことを私は強く願う。

「鎌倉矩子」を巡る人たち——中田眞由美さん

鎌倉さんの「手」の共同研究者のこと。

鎌倉さんの著書『手のかたち　手のうごき』を熟読玩味（がんみ）した私は、この本が絶版になったことが、とても残念に思えた。せっかく、障害のある手の評価ができる分類が見いだせたのに、他のＯＴたちが評価法として使えないじゃないかと思ったからだ。

「いいことを聞いてくださいました。本を書き終わったときに、これで一区切りだということで、そのあと違うテーマに移ってしまい、手のことはしなかったです。それで、ずーっと月日が流れて、私が広大を引退して、落ち着いて世の中を眺め回したり、考えたりしてみたら、この研究を、誰も、私が望んだふうには使ってくれていないということに気がついたんです」

鎌倉さんは、欲が無いというか、野心が無いというか、浮世離れしているところがある。

正確に言うと、「手」については、「箸の操作」とか「書字動作」とかの研究を、都老研のあとに移った都医短でも続けていた。しかし、それはＸＹＺ連記法を使った研究で、鎌倉さんにとっては「手」の評価法は確立されていたのだが、その評価法を他のＯＴたちに広めようと、真剣に思っていなかったようなのだ。

「それで、自分で締めくくりをつけなくちゃいけないなと思ったんです。手の研究については、中田眞由美さんという協力者がいるんですけど、その人が非常に熱心な人で、ぜひこれをベースにした手の機能診断法を開発しましょうと、ずっと一緒にやってくれていたんです」

そのとき初めて、鎌倉さんの「手」の共同研究者である、中田眞由美さんのことを知った。

「鎌倉先生のお話をするから、桜の葉のお茶にしました」と中田さんは言った。

２０１０年４月23日、私は東武伊勢崎線せんげん台駅に、生まれて初めて降り立った。中田さんに話を聞きに、中田さんが勤める埼玉県立大学へ向かうためである。

埼玉県立大学は、そのせんげん台駅から、バスで５分ほどのところにある。山本理顕という建築家の設計で、１９９９年にグッドデザイン賞建築・環境部門金賞を受賞したというとてもモダンな建物だ。今どきの大学の設備の素晴らしさに感心する。

中田さんの研究室は、いくつかあるガラス張りの棟の３階にあった。研究室のドアをノックすると、ビシッとしたスーツ姿の中田さんがドアを開けてくれた。

「まずは、お茶をいれますね」

にこやかな笑顔の中田さんが、インタビュー前に、わざわざ私のためにお茶をいれてくれた。

「そのお茶、桜の葉なんです。鎌倉先生のお話をするから、桜の葉のお茶が合うかと思って。この香りと感じが、鎌倉先生かなと思ったんです」

桜餅の葉っぱのように、濃厚な香りがした。私は、ちょっぴり優雅な気分になった。

「でも、桜と梅ならば本当は、私は、鎌倉先生は梅のほうかなって思います。鎌倉先生は、ひっそりと咲いて、香っているっていう。私の勝手な思い込みなんですけれどね。鎌倉先生のことを、人となりを一言で言うと、〝エレガント〟。エレガントな方だなって思うんですね」

パーッと咲いて華々しく散る桜の花ではなく、そっと咲いて暗闇でも香るエレガントな梅の花が、鎌倉さんだと言うわけだ。なるほど、少し分かる気がする。

中田さんへの最初の声かけは、鎌倉さんにお願いした。鎌倉さんは、私が取材をしたいと言っていると、メールを送ってくれたのだ。

そして、中田さんの返信メールが、転送されて来た。

〝鎌倉先生のお役に立てることでしたら、喜んでお話させていただきます。先生には「とんでもない!!」、と叱られるかもしれませんが、私は自称、鎌倉先生の一番弟子だと、勝手に思っているので。

そのような本が世に出たら、とてもうれしいです。(後略)中田眞由美〟

中田さんは、私と同じ、1954年生まれ。鎌倉さんも認める「一番弟子」だった。

中田さんは、おそらく、たぶん、日本のハンセン病療養所初のOTである。

中田さんは府中リハ学院の在学中に、ちょっとしたきっかけでハンセン病患者の療養所に見学へ行く。それが、中田さんの将来を決めるのだ。人生は面白い。

「同級生が、ハンセン病の療養所で、陶芸とか、いわゆる作業療法的なことをやっている人と知り合ったんですね。それで、そこへ見学に行くと聞いて、私も行ってみようかなあと、何の気なしに行ったんです。そしたら、ここならOTとして、できることがあると思ったんです」

そう、ハンセン病の人たちは、病のせいで指が欠けていたり、全部無くなっていたりするからだ。けれど、その頃のハンセン病療養所にはＯＴはいなかった。ＯＴの募集枠もなかった。

「資格を持ったＰＴは、ひとりいたんです。見学から戻ってから、いろいろ本を読んだりして、やっぱりＯＴとしていろんなことができるかもしれないなと思って、専門学校の先生に就職できないかとご相談したんですね。私、ハンセン病の収容施設に就職したいんですけれど、ＯＴの募集もないし、作業療法の枠もないし、って言ったんです。そしたら、先生が、えらーく感激してくださって、〝私は、今まで作業療法の教育にずっと関わって来たけれど、そんなことを言い出したのは、あなたが初めてです〟って言って、厚生省の療養所課長さんのところに行ってくださったんです」

〝今まで、私は、ＯＴの教育をしていて、こんなことを言った子は初めてなんですから、何とかして下さいっ！〟と直談判に行ったらしい。

「それで、もともとあった作業手という職種で、就職したんです。作業手というのは、営繕をやったりとか、大工さんやったりとか、そういう技術的な方たちがいらっしゃいますでしょ」

１９７６年、中田さんは、日本に13ヵ所あるハンセン病国立療養所の一つであり、一番収容人数が多かった全生園（ぜんしょうえん）に就職し、そのあと国家試験を終え正式に全生園第1号のＯＴになった。中田さん自身の力で、切り拓いた道ということになる。つまり、中田さんは、日本のハンセン病療養所において、ちゃんとした資格を持ったＯＴの第1号になるようだ。

ハンセン病のこと。そこに果敢に向かっていった中田さんのこと。

全生園は、日本が世界に誇るアニメーション制作会社、スタジオ・ジブリにほど近い、東京都東村山市に、今もある。

〝自分の散歩コースの途中に、柊(ひいらぎ)の生け垣にかこまれた場所がある。ハンセン病療養所の国立多摩全生園である。門は既に解放され、柊の生け垣は低く刈りそろえられていたが僕は中に入るのをためらっていた。ハンセン病については常識程度には知っていた。感染力はとても弱く、もはや不治でもなく、政府の患者隔離政策は世間に恐怖と偏見を植え付けただけで、病気の根絶にはまったく寄与しなかったことなど。

しかし、生け垣の中を直視する覚悟と資格が自分にあるとは思えなかった。好奇の対象にするのは無礼過ぎる。

僕がはじめて全生園に足を踏み入れたのは、「もののけ姫」の最中だった。（中略）

次の週も僕はそこへ行った。資料館にも息をひそめて入った。予想をこえていた。沈黙の中に、ハンセン病と向き合った人々の記録がつづられている。究極の人間の高貴さと共に、社会の愚かさもあわせてそこにあった。

何よりも心を打たれたのは、たしかに生きた人々の営みがしるされていることだった。どんな苦しみの中にも、喜びや笑いも又あるのだ。曖昧になりがちな人間の生が、これほどくっきり見える場所はない〟

２００2年4月19日の朝日新聞の夕刊に掲載された、アニメーション作家・宮崎駿(はやお)氏の「全生園の灯」と題されたエッセイからの抜粋である。日本政府が、やっと元・患者たちに謝罪をし、「国立ハンセン病療養所等退所者給与金事業」を開始したときに書かれたものだ。

そして、今も、高齢のハンセン病だった人たちが、そこで暮らしている。つい最近は、その広大な敷地の中に、保育園ができるというニュースがあったばかりだ。

ハンセン病は、１８７３年にノルウェーのアルマウェル・ハンセンという医師が発見した、らい菌によって起こる感染症である。主な症状は神経障害と皮膚症状で、重くなると、その症状から起こる外見から、患者本人だけでなく、家族までがひどい差別を受けたという暗く悲しい歴史を持っている。感染してから発症するまで時間がかかることもあり、遺伝病と誤解されたりもした。日本では、１９３１年に全患者を施設に隔離するという法律「癩(らい)予防法」ができてから、患者はすべて、子どもであろうとも、強制的に家族から引き離され、施設に収容され、外出制限まであった。施設内の患者同士が結婚するときも、断種手術が行われた。

１９４１年に特効薬プロミンが誕生し、完治することが分かったにも関わらず、日本では１９９６年の「らい予防廃止法」が成立するまで隔離政策はとられたままで、患者たちは施設内に放置された。国の無策と社会の誤解と偏見の中で、人として生きる権利を何10年にもわたって奪われたのである。

そこへ、中田さんは、自ら手を挙げて、就職した。21歳、娘盛りである。すごい勇気だ。

「金の卵」だったのに、親の反対もあったのに、それを振り切っていくのだ。

中田さんが社会に出た1976年の作業療法士有資格者数は、621人。まだまだ少ない。

「私が卒業したときは、リハビリが、すごくもてはやされ始めた時代なんですね。第三の医療といわれて、これからはリハビリだ！　って。だから、引く手数多で、私たちが卒業するときは、いろんな施設から、ぜひ、うちに来てくださいって、ものすごい数の声がかかったんです」

中田さんたちは「金の卵」だったのだ。それなのに、中田さんはハンセン病療養所を選んだ。

「親が怒りましてね。当時の親ですから、もちろん偏見の塊りですよね」

でも、中田さんの気持ちは揺らがなかった。

「私、一度決めたら動かない人間なので、最後は親があきらめてくれました」

全生園に家から通った。その頃は、ハンセン病の感染力は弱く、うつらないことは分かっていたのに、職員が患者の生活区域から出るときは、風呂場を通る決まりが、まだ残っていた。

「お風呂には、私は入りませんでしたけれど、お風呂場を通って、手足を洗って、みたいなところはありましたね。私自身は偏見もありませんでした。何でですかねえ。皆、昔の方たちですから、手足の指を失ったり、顔面などにも変形がありました。でも、いやとか、汚いとか、全然思わなかったですねえ。そういう方たちが、本当におこがましい言い方なんですけれど、愛おしいと思えたんですね」

その当時、全生園には1000人を超えるハンセン病患者がいた。治療薬はとうにできていたわけだからから、そこにいた人たちは皆、何10年か前に発病し、そこに隔離収容され、人生のほとんどをそこで過ごしてきたことになる。中田さんの年齢よりぐんと上の人たちだ。その人たちを、中田さんは〝愛おしい〟と言った。とても、素敵な話だと私は思う。

「ＯＴとして何かをできたというようなことは、ほとんど無かったんです。装具の作り方も、学校で習って来たことと全然違うんですね。足につける装具でしたら、ベルトは外側に向けてストラップを付けなさいと習うんです。そういうふうに最初作りましたら、患者さんが、内側にしたいとおっしゃるんですよ。でも、そうすると、歩いているときに擦（こす）れて、外れちゃったりしますよね。それで、〝外れちゃいますよ〟と言うと、〝付けるのは自分ではできないけれども、内向きにベルトをしてくれれば、足を口のところに持って行って脱げるんだよ〟って」

その患者さんは、自分で装具を付けることはできなかった。しかし、ベルトのストラップが内側に付いていれば、足を口まで持っていって、口でストラップを解き装具を外せるのだ。

「まさに私に、ＯＴの視点が、欠けていたということなんです。その方の障害を理解し、さらに、その方の生活全体を把握した上で、装具の機能、デザインを考えていかないといけないんだということを、いやというほど教わりました」

両手の指が無い人が、どうやってリンゴの皮を剥いたのか？

「手に変形がある方々が１０００人からいらっしゃいましたから、自助具など、便利な道具をいろいろ作らせていただいて、役に立つかもしれないと思っていたんですね。ところが、そんなのもの全然いらないんです。例えば、ゴム1本で、包丁を固定したりとかされているんです」

それで十分に、家事をこなしていた。自分たちで編み出した、暮らしの知恵である。

「そういう手でも、上手に生活ができるんです。素晴らしいんです。そういうことを給料いただきながら教わったんです。あるとき患者さんが、両手の指が無い手で、患者さんたちがすりこぎの手とおっしゃっていた手で、リンゴの皮を剥いた人がいたと教えてくださったんです」

昔、施設にいた人だった。施設の中で、患者同士結婚した女性が、夫のためにどうしてもリンゴの皮を剥きたくて、実際に自分で工夫して剥いたというのだ。

「えーっ⁉ と驚いて。私、もし、その方がいらしたら、すぐにでも飛んで行って、OTとして見せていただきたかったと思ったんです。その方が、どんなふうに剥いたんだろうって、そのとき、私、想像もつかなかったんですが。どうされたと思いますか?」

突然、中田さんは、私に聞いた。振られた私は、握り拳にした自分の両手を、いろいろな角度から眺めて、動かして、考えてみたが、何もプランは浮かばなかった。

「その方は、包丁を口にくわえて、リンゴを回したんです。リンゴのほうを回して皮を剥かれたんですね。包丁の柄を口に真っ直ぐくわえて、たぶん刃を下に向けて。分かります? それで、リンゴを両手で持って、少しずつ回しながら剥かれたんだと思うんですね。私のOTの原点は、そこだと思います。たくさんの手に変形のある方々を見せていただいて、その方々はすごく上手に生活をされているんです。そういうことを、OTとして学んだんです」

この経験が、中田さんを「手」の専門家の道を歩ませることになる。

1979年、中田さんは、ハンドセラピーを学びに、アメリカへ。

ちょうどその頃、アメリカのリハビリテーションの世界で、ハンドセラピーという領域が注目されるようになっていた。中田さんは、もっと、手について、知識や技術を深めたいと思う。

「もしかしたら、全生園でいろいろ学んだことが役に立つかもしれない。ハンドセラピーの勉強をしたいと思って、アメリカへ行ったんですね。半年間です」

スプリント――副子のことを学びに行くのだ。

「スプリントとは、手の装具のことです。手の変形に応じて、いろんなものを作るんです。これがOTとして、すごく大事な役割の一つでもあるんです」

中田さんは、授業で実際に使うスプリントをはめて見せてくれた。手首と手の甲を固定し、母指と残りの4本指は、自由に動くようになっている。

「手に炎症があるとか、骨折したとか、ある時期固定しなくちゃいけないとき、安静にしないといけないときには、こういうのを作るんですね。あるいは、関節が動かないのを、徐々に、関節の動きを拡大するときには、こういうのをしょっちゅう作り直して、可動域っていうんですけど、動く範囲を広げていくんです。私は、全生園にはずいぶん手が変形してらっしゃる方がいらっしゃいましたから、こういうのを作らせていただいていたんです。なので、特にスプリントに興味があって、西海岸のランチョ・ロス・アミゴス・ホスピタルという病院に勉強させていただきに行ったんです」

PTもOTも80人ずついるような、西海岸では一番大きなリハビリテーション病院だった。そこで3ヵ月見学させてもらったあと、ルイジアナ州のハンセン病の療養所に行く。

「やっていることは、日本とそんなに違わなかったですかね。ただ、ハンドセラピーをずっと勉強していた人がたまたまOTとして移って来ていて、ハンセン病の感覚障害に関する研究をやっていたんです。ハンセン病は、末梢神経がやられて、最終的には運動障害が起きるんですけれど、その前に感覚が悪くなるんです。感じなくなってしまう。それに対してどのように検査したらいいか、っていう研究をしてらして、そこですごく勉強しましたね」

当時、既に、アメリカではハンドセラピストが個人で開業していたりしていた。「手」に関しては、アメリカのほうが専門分化しており、日本より遥かに進んでいたのだ。

アメリカから帰国後、中田さんは、府中リハ学院の先生になる。

ここから、鎌倉さんとの物語が始まるのだ。中田さんがリハ学院の先生になったのが25歳。そして、3年経った28歳のときに、突然鎌倉さんから電話がかかってくるのだ。

「突然です。びっくりしましたね、へへへ。鎌倉先生のことは、よく知ってました。学会では、壇上の人ですしね。そのとき、鎌倉先生は都老研の主任研究員でした。鎌倉先生のところの研究員の方がひとり、辞められるっていうので、来ませんかと声をかけていただいたんです。昔は、ＯＴの数が少なかったですから、もしかしたら、鎌倉先生は、手が好きな物好きなのがいるなって思って、どこか記憶の隅に考えてらしたかもしれないのですけれど」

鎌倉さんは、中田さんに言った。〝一度、見にいらっしゃいませんか？〟

「それで伺ったんです。まともにお目にかかったのは、そのとき初めてです。私はすごく緊張していて、先生のほうは〝こういう検査を開発していて、それがどんな具合か見たいんだけど〟と言われて、被験者をさせられたんです。スクリーンに、丸が出て、三角が出て、四角が出て、次に丸、三角、じゃあ、次は何が出ますか？　っていうようなテスト、ありますよね。機械でパッパと写すんですけれど、最初に例が出て、途中で止められて、じゃあ次は何が出るか？そして、だんだん難しくなって来る。そんな感じだったと思いますけれどねえ。それで、最後のほうは、私、できなかったんですね。いきなりだし、ドキドキしながらやってますので」

そしたら、鎌倉さんは、〝健康な人も、そういうことはありますよね〟と言ったらしい。

何とも、愛想がないではないか。しかし、中田さんは決心する。

「確か、お手伝いさせてくださいと、先生にお返事をしたんだと思います」

ふたりの中では、一緒に研究をしようと決まった。

鎌倉さんがいる都老研も都立、中田さんがいる府中リハ学院も都立だから、簡単に異動できるだろうと、鎌倉さんたちは思っていたようだ。ところが、そうは問屋が下ろさなかった。

「都の中でも、それぞれ局が違う。福祉局だの、何とか局だといって、局が違うと、異動するのが、ものすごく難しいんです。いろいろあって、最後は府中リハ学院の事務局長が考えてくださって、週1回は研修に行っていいよって言われて、やっとOKされたんですね。でも、鎌倉先生としたら、データを取りに泊まりがけで行くので、週1回来られても困ると。それで週に2日行って、その次の週はお休みでみたいに、変則的な形で行けるようにしてくれたんです」

ゆえに、都老研での中田さんの立場は、研究員でも助手でもなく、研修生となった。

「そのとき、先生は二つ研究を持っていらして、手だけでなく、高次脳もやらせていただきました。やらせていただいたといっても、助手みたいなものですけれど、研究で山梨県の石和に も、一緒に行かせていただいて、お手伝いをさせていただいたんですね」

この頃、鎌倉さんは42歳で、車の免許を取っている。これも、すべて研究のためである。板橋区から、山梨県の石和まで、自分が運転する車で通ったのである。

研究のため、車が必要だったのだ。免許を取ったら、オンボロ車を友人がくれた。そのオンボロ車を所有するために、鎌倉さんは人生で初めて、それも買ったばかりのマンションを、駐車場付きのマンションに買い替えたりもしている。バリバリと研究に邁進していた時期なのだ。

中田さんにとっての鎌倉さんの研究『手のかたち　手のうごき』

「例えば、手が不十分な動きしかできない片麻痺の患者さんが、いらっしゃいますよね。そういう方の手の動きを見たときに、そもそも私たちは日常生活でどのように手を使っているのかを知らないと、その人が回復すべき手の機能は何か、ということが分かりませんよね」

　手を専門領域としている中田さんの、鎌倉さんの手の研究についての解説である。

「手の動きというのは、膨大なんです。鎌倉先生は、私たちが日常どのように手を使っているかを調べ、手が作る形と動きについて整理して、明解に示してくださいました。ですから鎌倉先生が見いだされた手の類型がないと、私たちＯＴたちは、経験的というか、割と曖昧なまま治療を進めてしまうことになるんです」

　前にも書いたが、中田さんは、鎌倉さんのＸＹＺ連記法の誕生に立ち会っている。

「あれは、世界的に見ても、鎌倉先生のオリジナルなんです。手って、５本の指がありますよね。１本の指に三つほど関節があるんですね。それがいろんな動きで、曲がったり伸びたり、動かなかったり、それぞれが組み合わさって、一つの手として形を作ったり動いたりする。そうすると、きちんと視点を一つに定めないと、手の動きは見えないんです。私も、もっと前に知っていれば、患者さんの役に立ったなあって、思うことがあるんですけれども。私たちＯＴでも、なかなか視点が定められない。視点を定めるのは、すごく難しいことだと思うんです」

　これは、ＯＴとしての中田さんの率直な感想だ。

「ところが、鎌倉先生は、視点を定めた。どうやって定めたかというと、手の動きについて縦軸と横軸というものを置かれたんですね。例えば、縦の軸っていうのは、１本の指について見ると三つ関節がありますよね、この関節の動きを、パターン化するんです。いろんな組み合わせがありますけれど、観察していると、いくつもないっていうのが分かったんですね。鎌倉先生は、基本的に、そういうふうにパターンで見るのがすごくお上手なんですよねえ」

中田さんの言うパターンとは、〝1本の指の動きというのは、三つの関節の動きの組み合わせで、10種の動きとして見ることができる。しかし、基本は最初の4種で、あとは物体からどういうふうに反力を受けるかで決まるバリエーションになる。だから基本は4種。そして、指が開いていくか（外転）、閉じていくか（内転）。これだけで、見ればいい〟というものだ。

「横の軸って言うのは、指が5本ありますから、その5本の指の動きが、どういうふうに組み合わされるのか、組合わさらないのか、という見方なんですね。それが、XYZ連記法です。5本の指がどういう動きをしているのか、同じ動きなのか、違う動きなのか、違う動きのときは、どこでその動きが分かれるのか、というのがパッと分かりますよね」

1985年、中田さんは結婚、出産する。そのために、都老研に通ったのは、1985年3月までであった。そのあと鎌倉さんは都医短へ移るのだが、中田さんも2回目の出産休暇後、1988年に正式に助手として、都医短へ行く。そこで、このXYZ連記法がどんなに素晴らしいものなのか、中田さんが鎌倉さんと共にやった「箸の操作」の研究で証明されるのである。

しかし、中田さんが本当に鎌倉さんの「手」の研究を評価したのは、もっとあとだ。

それは、1995年に茨城県立医療大学作業療法学科に移ってからだった。

「私はそれまで、箸の分析を通じて、多少分かったような気がしていたんですね。そのあと、に改めてこの本をじっくり読んでみたんですね、そしたら、恥ずかしいことに、私の読みの浅さというのが分かって、逆に、鎌倉先生って、本を書かれたのはずっと前ですけれど、そのときからこんなに深く理解されていたんだなっていうのが分かったんです」

中田さんは、一緒に研究していた自分の理解の浅さに気づいたというのだ。

「ある手の外科の専門医が、この本をご覧になって、この本難しいよね、っておっしゃったんです。何故かって言うと、鎌倉先生はご自分の研究によって分かったことしかお話しになられないし、書かないんですね。非常に、そのへんが厳格なんです。それ以上のものを付け加えたりとか、しないんです。というか、しちゃいけないんです」

鎌倉さんは、分かったことしか書かない。曖昧なもの言いは決してしないし、書かないのだ。

「私も経過を側で見せていただかなければ、理解できなかったと思います。さらに本を読んでみて、いろんなものがすべてオリジナルですよね。今、日本にあるリハビリテーションのいろんな検査の仕方とか、治療の仕方の多くは、アメリカなどからの輸入なんですね。でも、これだけのものが日本から発信できて、さらにこれはＯＴのオリジナルなんです。ＯＴのオリジナルのものって、世界でも、それほど無いんですよね。でも、これは、たまたま鎌倉矩子という方が、ＯＴでいてくださったからできたんです」

それなのに、『手のかたち　手のうごき』は2刷までいったが、オンデマンド版が２００９年に出るまで絶版だった。それも、全く違う領域である、ロボット工学の人たちの要望による再版だったらしい。中田さんは私以上に、とんでもなくもったいないと思ったのだ。

「これを埋もらせてはいけないと思ったんですね。この本は難しいんです。でも、私は鎌倉先生と違って、ものすごい凡人なので、私が分かれば、みんなが分かるんだろうなって思ったんです。多少お側にいさせていただいたので、私が自分で理解をして、それで人に伝えれば、もうちょっと伝わるのかなって思ったのと、とにかくこれをそのまんま終わらせたらいけないとね」

中田さんは、広大に行ってしまっていた鎌倉さんに、電話をかけるのだ。

それから10年以上かかって、２００８年に、インターネット上に、ＮＯＭＡハンド・ラボ(http://www.noma-handlab.com/)が誕生するのだ。日本のＯＴが作った、完全オリジナルの「手・上肢機能診断」が掲載されているホームページである。この「手・上肢機能診断」の評価表は無料で誰でもダウンロードできる。

第6章

日本作業療法士協会に、25年間を捧ぐ。

取材で聞いた仕事歴の中で、何故か欠けていた、日本作業療法士協会のこと。

冒頭に書いた通り、２０１０年1月27日に、１回目の取材を行った。鎌倉さん特製のゴーヤカレーの昼食を挟んで、東大衛看へ進学するところから整肢療護園時代、そして東大病院リハ部へ行きアメリカ留学に行き失望して帰って来たところまでを聞いた。

２回目の取材は同年の2月25日。この日の昼食は、同じく鎌倉さんお手製の錦糸卵と絹さやが眼にも鮮やかかな、木の桶入りのちらし寿司。ひな祭りが間近だったからだ。

鎌倉さんは、かなりの料理好きなのである。この昼食のあと、自著『手のうごき　手のかたち』の話から始り、都老研時代、都医短時代、広大時代、国福大時代まで、かなりスピードを上げて話を聞いた。ほぼ、鎌倉さんの仕事歴の全体を聞いたことになるはずだった。

ところが、東京に帰ってすぐに、鎌倉さんから、こんなメールが来たのだ。

〝勝屋さま　25日はたいへんお疲れさまでした。

さて。一昨日、「これで終わりました」と勝屋さんがおっしゃったとき、私のほうは何かとても肝腎なことを言い落としている、という感じにとらわれていました。夜になってそれが何かがわかりました。また、大まかな職歴メモだけを頼りにしていたために、仕事の内容についてはとてもあいまいな記憶に基づいて、印象に残っていたことだけをお話をしていたこともわかりました。ここはやはりオーソドックスに、正確な履歴書と研究業績リストに基づいてお話すべきだったのだろうと思います（大げさなこと言いたくないという抑制が働いていました）。

そんなわけで、歯抜けになっていた部分を、私なりにここで補わせていただこうと思います〟

ああ、「鎌倉矩子」は、とことん真面目なのだ。

歯抜けになっている項目は、まず、1．都医短時代、2．広大時代、3．国福大時代の三つにきちんと分けられていて、それがまた、五つぐらいの項目に分けられていた。

その1の5、つまり都医短時代の五つめの歯抜けの項目、日本作業療法士協会のこと。

〝たいていの人は私を『協会』の仕事には加わらず自分の研究ばかりしていた人、と思っているようなのですが、本当は違います。私はこのことを履歴にあまり書かないし、自分から語ったりもしないから、だとは思いますが。

実は私は１９７０年から１９９７年まで、日本作業療法士協会の常務理事を務めていました（中略）。しかもきわめて真面目な理事でした。25年（注・2年間、お休み期間があるため）の間に担当した主な仕事は、担った順に、作業療法士国家試験特例試験の無期限延長の阻止、法人化にあたっての定款（ていかん）作成とその他の規約づくり、協会ニュースの改良と編集業務の続行、機関紙（学術雑誌）の改良と編集業務の続行、臨床マニュアルシリーズの企画と発行、協会発の研究プロジェクトの立ち上げと実施などです。節目ふしめでは「作業療法の定義」の原案とりまとめ、「作業療法学の構造」の原案とりまとめ、「倫理綱領」原案のとりまとめ、「臨床作業療法の自己評価表」原案とりまとめ、などを担いました。

もしも作業療法士というものがすでに安定した専門職であったなら、私はこうした団体活動の中には身を置かなかっただろうと思います。しかし誕生したばかりのこの職業をまもるためには、自分もそこに参加しなければならない、と考えていました。

短大に移ったのは１９８６年ですから、この頃担当していたのは機関誌編集と学術部関連の仕事です。専門職団体でありながらきちんとした学術機関誌を持たずにいるのは恥ずべきこと、と私は思っていましたから、これを改良する仕事は自ら買ってでました。しかしその頃の協会はまだ経済基盤が弱く、こまごました編集業務のすべては編集委員長自らが引き受けなくてはなりませんでした。これにとられた時間は膨大なものです。しばらく続けましたが、こんなことでは身が持たないし後任の引き受け手もないと判断、私自身は広大へ移った後に業者委託の道筋をつけ、自分はそこで引退しました。〃（２０１０年2月28日の鎌倉さんのメールより）

私が行ったインタビューで、完全に欠けていたのが、ＯＴ協会のことだった。

ＯＴ協会のことは私の頭に全く無く、質問すらしていなかった。鎌倉さんの職歴で一番長いのが教職の22年間だけれども、ＯＴ協会の理事の仕事は、なんと25年間にも及んでいたのだ。

そのあと、ＯＴ協会の事務長の宮井恵次さんを訪ね、鎌倉さんの話を聞き、資料をもらった。それを見ると、世間によくいるお飾りのような理事職としてではなく、ＯＴという自分の職業を守るために、真面目に25年間にわたり協会の仕事に取り組んでいたことがよく分かる。

ＯＴ協会、正しくは社団法人日本作業療法士協会は、ＯＴの国家資格取得者で構成される団体だ。国家試験がスタートした１９６６年に結成され、１９７２年には世界作業療法士連盟（ＷＦＯＴ）に加盟している。鎌倉さんは１９６８年に資格を取得した時点で入会しており、このあとすぐにアメリカへ留学してしまうので、協会の仕事をするようになったのは１９７０年６月から。一気に協会常務理事となり渉外部部長も兼務する。というのも、そのときの会員数は２００人と少なかったために、誰もがさまざまな仕事を兼務しなくてはならなかったからだ。

１９６６年協会設立当初の会員数が18人（以下の会員数及び有資格者数は『作業療法白書』より）。２０１１年の会員数が４万２３４８人だから、隔世の感がある。

鎌倉さんの協会での25年間の尋常ではない役職履歴。

１９７０年６月から１９７１年５月まで常務理事をやりつつ、渉外部部長。１９７０年は、患者Ｙさんとの出会いにより、鎌倉さんにとってＯＴをやっていけると希望を持った年だ。

そして、いったん2年間ほどのブランクがあって、１９７３年６月から１９７４年５月まで理事をやりつつ、規約改正委員会委員長。そして、同じく１９７３年６月から規約委員会委員長になり、これは18年間、１９９１年７月までずっと務めている。

１９７４年２月、鎌倉さんは東大病院リハ部から都老研へ移る。その年の６月から１９９６年７月まで、再び協会の常務理事。その間、規約委員会委員長を続けながら、１９７７年７月から1978年3月までWFOT第一代理。1977年7月から1981年5月まで機関誌編集委員長。この1977年から1978年の1年間は、常務理事、規約委員会委員長、WFOT第一代理、機関誌編集委員長の四つの要職を兼務していた。このとき、鎌倉さんは、38歳だった。

1981年に日本作業療法士協会は正式に社団法人となり、会員数は842人、有資格者数は1000人の大台を超えた。その直後、鎌倉さんは1983年6月から1985年7月まで作業療法長期展望委員会委員長、1985年6月から1987年3月まで作業療法学研究委員会委員長、1987年8月から1997年7月まで学術部機関誌編集委員会委員長。1989年8月から1991年7月まで作業療法白書委員会委員長。この間1989年6月から1991年7月も常務理事と三つの委員会の委員長を務めており、50歳の鎌倉さんは、都医短にいた。

1991年8月から1997年7月まで学術部部長。1993年8月から1997年7月まで、学術部脳血管障害作業療法調査委員会企画と解析小委員会委員長。

こう、並べただけでも鎌倉さんの委員長人生は、なかなかすごい。小学校時代から数えると、どのぐらい委員長をやっているのだろうか。

鎌倉さんはこの間に臨床をこなし、博士論文を取得し、いくつかの研究に取り組み、論文を書き、教職につき、教科書を作り、本も出版し、作業療法と理学療法の日本初の4年制大学設立に陣頭指揮をとったのだ。

１９９３年に広大に移ってから、あまりの忙しさのために協会の仕事を減らし、広大大学院を兼務するようになってからは、本格的に役職を退いている。そのとき、鎌倉さんは57歳だ。

協会で最初に「作業療法」を定義したのは、鎌倉さん率いる特設委員会である。

ＯＴ協会の事務長の宮井さんは、かつては三輪書店の鎌倉さん付き編集者だったという、鎌倉さんととても縁の深い人である。その宮井さんが、鎌倉さんの代表的な協会の仕事として挙げたのが、１９８５年5月30日に答申された『日本作業療法士協会の長期活動計画』と、同年6月13日に行われたＯＴ協会第20回総会の第6号議案として提出された『作業療法の定義』だ。『作業療法の定義』は１９８３年7月からスタートした規約委員会が、『長期活動計画』は同年10月からスタートした長期展望委員会が審議しており、ほぼ同時並行に進んでいる。もちろん、どちらの委員長も鎌倉さんだ。二つの委員会を一緒にやっていたのだ。そして、このとき、鎌倉さんが中心になって作った『作業療法の定義』は、今もそのまま受け継がれている。

〝作業療法とは、身体又は精神に障害のある者、又はそれが予測される者に対し、その主体的な生活の獲得を図るため、諸機能の回復、維持及び開発を促す作業活動を用いて、治療、指導及び援助を行うことをいう〟（ＯＴ協会第20回総会議案書より）

インターネット上の百科事典・ウィキペディアで「作業療法士」を調べると、この定義について、こう書かれている。

〝1985年6月13日　日本作業療法士協会が作業療法の定義を独自に定める〟

わざわざ〝独自〟と書かれていることを不思議に思ったので、鎌倉さんに聞いてみた。

「そうですねえ、日本の協会で独自で出すことはあまりないですねえ。WFOTからとか、うんと上位機関から出すことはありますけれど。でも、アメリカのOT協会はあるんです」

つまり、自分たちの手で、ちゃんと作業療法を定義しよう、21世紀に向かってちゃんとした作業療法の長期展望を持とうと、鎌倉さんたちは考えたのだ。とても偉いと思う。

『日本作業療法士協会の長期活動計画について』の答申を読んだ。

21世紀に向かう医療と福祉の動向から始まって、21世紀の作業療法はどうなるか、そして当時のOTの諸問題を挙げ、その上で今後どう発展していけばいいのか、よりよいOTの養成はどうすればいいのか、作業療法を普及するためにはどうすればいいのか、職能団体として発展するためにはどうすればいいか、などなどがまとめられている。

その15ページに及ぶ答申書の文章は、明らかに鎌倉さんの文章だった。分かりやすく、歯切れよく、自分たちの仕事に誇りを持ち、よりよいものにしていこうという気合いに満ちていた。

それらの資料を持って、2010年8月24日、3回目のインタビューに行った。

「へえ、年表ができているんだ、びっくりしちゃった。流石、宮井さんだなあ」

と、鎌倉さん。そして、私が、宮井さんから手に入れた『日本作業療法士協会の長期活動計[*1]

画について（答申）』に眼を通しながら、鎌倉さんは自分の仕事に感嘆したのだ。

「私、すごい真面目なんですよ。本当に恥ずかしくなっちゃうくらい、真面目だわあ」

しかし、そう言いつつ、ちょっぴり不満そうであった。

「『作業療法の定義』[*1]ともう一つ、『作業療法学の構造』[*2]というのがあるんです。定義が出てくるんだとしたら、その連なりにある私関係の仕事は『作業療法学の構造』。それから、『作業療法士倫理綱領』（1986年6月12日）。うふふふ、根っこのところはだいたい、私がやっています」

宮井さんの提供してくれた情報は、残念ながら足りなかった。もっと、取り組んでいたのだ。

「作業療法とは何か」から始まり、「作業療法学は何をどう学ぶべきか」、「作業療法士はどうあるべきか」まで、基本中の基本は、すべて鎌倉さんが最初に協会で手掛けた仕事だった。

「一番大変だったのは、『作業療法学の構造』なんですよ。学問の『学』ですよ。要するにみんな作業療法って何だろうとか、どうあるべきだとか、ずーっとみんなが悩んでいる時代が長かったので、そのときに『作業療法学の構造』っていうのをやっぱりOT協会としては考えておくべきだということになって。まとめ役が、私になっちゃったんですよ」

当時も、OTたちが悩んでいたのである。しかし、それが何故「学の構造」になるのか。

1987年3月9日の答申『作業療法学の構造について』には、こう書かれている。

〃（中略）一言でいえば、これまで実践先行のかたちをとってきた作業療法がいよいよその学問性を問われる段階に入った、ということにつきるであろう〃

それまでの作業療法は、治療経験を通して培われたOT個人の知識や技術であったが、それらをきちんと体系化した「学問」にして、あとに続く人たちに伝えて行く時代がやって来たということだ。しかし、その作業が、何故、そんなに大変なことになったのか。
「だって、『学問の構造』ですよ。学問とは何ぞや、ということが気になるじゃないですか」
*1日本作業療法士協会：日本作業療法士協会の長期活動計画、作業療法、第4巻第3号、61-74、1985
*2日本作業療法士協会：作業療法学の構造、作業療法、第6巻第2号、62-69、1987

「作業療法学」の前に取り組んだのが、「学とは何ぞや？」である。

〝本委員会の初期の作業運びは必ずしも順調ではなかった。航海図を与えられずに目的地だけを与えられた船乗りさながらに、不安の中を船出した。振り返って見て、われわれは、3つの時期を通り過ぎて来たと思う。〟（『作業療法学の構造について（答申）』より）

第1期は、学問とは何か。作業療法は何をモデルとして来たか。作業とは何か。

第2期は、真の作業療法の実践者となるためにはどのような知識と技術が必要か。

第3期は、これらを吟味し、作業療法の意図を実現するために必要な知識と技術が何であるかを、できるだけ具体的に明らかにすること。

審議は、1985年の11月16日にスタートした。まず、基本的な活動についての自由討議から始まり、学問とは何かについての共同学習と討議、作業療法とは何かの共同学習と討議を経て、「学問とは何か」について哲学者・坂本賢三氏を招いて拡大学習会を開催している。

〝もっとも困難を感じたのは、学問とは何かの命題に対してである。しかし結局、この中から自分たちなりの進路を見つけ出すことができた。このことについて委員一同は、哲学者坂本賢三氏に深く感謝している。すでに存在しているに違いないと考えていた「学問の普遍的条件」へのこだわりは、氏の講義を受けたおかげで捨てることができ、代わりにわれわれが真に必要だと感じているものを整理してみる方針をかためることができた〟と、その答申にある。

さて、最終的に、「学問について」はどうなったのか。

〝我々の前半の仕事は、ある意味では、作業療法学を考えていく上での、委員会としての共通の基礎を作り出す過程でもあった。特に、〝学問とは何か〟についての基盤が共有されていなければ、作業療法学の内容を吟味することは、不毛な論議に陥りやすい。（中略）

我々は、作業療法学を「実践の学」として考える学問観をようやく共有することができたといえる。作業療法は始めに実践ありき、のおいたちを持っていることは否定できない事実である。しかしながら、こうした実践先行の歴史は作業療法の持つ欠陥というよりは、むしろ、誇るべき先人の功績であると理解したい。作業療法学構築の第一歩は、経験を通して培われた知識や技術に、実践の学として市民権を付与していくことであると考える〟

べないと分かんないようなことを、調べて来いって。それで、発表させる。その場の思いつきでやるんじゃなくて、骨子は彼女の頭の中にあるんじゃないですかねえ」

鎌倉さんも、それを認めた。

「私が委員長になると大変だと言われました。一応計画を立てて、みんなに宿題を出すんです。あなたはこれを調べなさい、あなたはこれを勉強しなさい、あなたはこれ。それで必ず報告させられて、必ずまとめまで持っていかれるから、本当に忙しいって、誰かがぼやきましたね」

そうなのである、委員会の審議経過を見ると、実にきちんとした委員会なのである。ちゃんと目標を立て、手順を踏んで審議、検討し、その経過をきちんと記録し、ときには協会員に途中経過をアンケートにして確認し、最終的に答申を出している。

「それはみんな真面目だったんですよ。私だけじゃないんです。まだまだ人数が少ないから、みんなが、真剣に自分たちの職業のことを考え抜いていたんですよ」

しかし何故、そんなにまで真面目に頑張ったのか。

「まず、基本的には私も、作業療法とは何かとか、作業療法学とは何かとか気になっていたから、逃げてはいけない仕事だったということですね。そして、みんなに、いいものを目指したいというか、いいものを作りたいという思いがあったんです。そういう時代だったんです」

そのあと、広大へ移って少し経ってから、ほとんどの役職から退いた。

「私と同年代の人たちはまだ続けていましたけれども、広大のほうが本当に忙しくて、それで両方やっていたら私は破裂しちゃうと思ったので、辞めさせてもらったんです」

（「鎌倉矩子」を巡る人たち――岩崎清隆さん）

「哲学の人」——岩崎清隆さんのこと。

「岩崎さんに、委員会に入ってもらって、よかったなあと思ったことをよく覚えています」

鎌倉さんは、自分が委員長をやった「学とは何ぞや?」の作業療法学研究委員会の委員のことを〝仲間〟と言い、そのひとりである岩崎清隆さんのことをこんなふうに評した。

岩崎さんは、上智大学大学院哲学研究科修士課程修了という、哲学の人なのである。

「高校生のときの先生が、ヨーロッパのことを学ぶつもりなら、まずはギリシャの哲学か、キリスト教が分からないといけない。そして、ヨーロッパが分からないと、日本も分からない。そう言うので、俺は単純な男だから、ちゃんとやろうと。それも、大学院までいったんですよ。だけども、やっていくうちに分かった。〝哲学の頭〟がないということが、よく分かった」

と岩崎さん。〝哲学の頭〟!? 哲学のことを全く知らない私に、岩崎さんは続けた。

「あるとき、図書館に行ったんですよ。ボナヴェントゥーラっていう人がいるんですけれども、その人の本がこんだけあったんですよ」

岩崎さんは、私の目の前で、大きく両手を広げた。つまり、何冊も、あるということだ。ボナヴェントゥーラとは、13世紀のイタリアの神学者であり哲学者であるらしい。

「それがね、その人の本の1ページを読むのに、1日かかるんですよ」

両手を広げるほど何冊もあるのに、1ページに1日かかるとは、確かにとんでもない。

「ラテン語だからねえ」。なるほど、これまた納得する。

「この人の本を読むだけだって、一生かかる。哲学科の学生が、分かるわけないんですよ」

それで、岩崎さんは、大学院を出てから、地元に戻り、女子校の先生になった。

「最初はねえ教師をやってたの。倫理社会を教えてた。でも、子どもも全然好きじゃなかった」

えっ、子どもが好きじゃなかった⁉

岩崎さんといえば、『発達障害と作業療法（基礎編）』[*4]と『発達障害と作業療法（実践編）』[*5]（共に、三輪書店、2001年）の著者で、発達障害の専門家のはずなのだが。

「教師を辞めて商社マンをやっていたときに、うちに子どもができて、障害があって、それが、脳性麻痺。この子を育てていくんなら、そういう知識を持っていたほうがいいかなあとか思ってさ。それで、商売にすれば一番いいじゃないですか。でしょ？」

普通だと深刻な話になりそうなのに、岩崎さんは飄々（ひょうひょう）と、アップテンポで話を進めていく。

「稼ぎながら勉強っていったって、大変だから。まあ、本当にとんとん拍子っていうか、いろんな人のおかげで、〝君、今あそこだよ〟と、勧められてね」

とんとんとんと、群馬県みどり市の重症心身障害者施設「希望の家」で働くことになるのだ。

1978年、岩崎さんが、31歳のときのことである。

「福祉とかリハビリテーションについて、何の勉強もしたことが無いし、資格も無い。だから、仕事は、要するに世話ですよ。介護職みたいなね。一応、児童指導員といったんだけれどもね」

その世界に入ってみたら、岩崎さんは、何か変だなあと思う。

周りに、福祉関係の人がいっぱいいいた。けれども、やっていることの効果が見えて来ないのだ。これは、鎌倉さんが整肢療護園で感じたことと全く同じだ。繰り返しの訓練はやっているのだが、その訓練が、どうしても意味が無いように、結果を出さないんですよ。俺は元サラリーマン

「いつも、わあわあ会議ばっかりやってねえ、結果を出さないいんですよ。俺は元サラリーマンだから、結果を出さないと意味が無いと思っちゃう」

年齢も上だった。いろいろ工夫していたら、知らぬうちに、指導員の中で課長になっていた。

「障害児って、脳の障害から来るから、医学というか脳の勉強をしないと、いろんな指導ができないんじゃないかなあと思い出した。ＰＴとＯＴは、そのときはもうあったから、それで院長に話して、ＰＴとＯＴをリクルートしたわけ」

ところが、何年経っても、ＰＴも、ＯＴも、誰も来ない。

「その頃は、重症心身障害児は、リハビリの対象ではなくて、保護の対象というか、食わして生きていればいいと思われていた。障害が重過ぎるから、誰も来なかったんじゃないのかな」

そのときは、まだ、岩崎さんは、ＯＴやＰＴが、何をする人かは明確には分かっていなかった。ただ、重症心身障害者にも、リハビリテーションの専門家が必要だと思っていただけなのだ。

＊4岩崎清隆（鎌倉矩子、山根寛、二木淑子編）：発達障害と作業療法（基礎編）、三輪書店、２００１

＊5岩崎清隆・岸本光夫（鎌倉矩子、山根寛、二木淑子編）：発達障害と作業療法（実践編）、三輪書店、２００１

短期留学で、ヨーロッパ、アメリカを巡り、エルゴテラピストと出会う。

「ちょうどその頃、日本中央競馬会の福祉財団で、短期留学みたいな制度があって、応募したら受かっちゃって。ヨーロッパとか、アメリカとかに行けたんですよ。４カ月ぐらい」

岩崎さんは４人いた合格者のひとりに選ばれた。研修費は３００万円。行き先は、宿から施設まで全部、自分でセッティングする。条件は、受け入れ先の施設長の手紙をもらうこと。イギリス、フランス、スイス、フィンランド、カナダ、アメリカと精力的に回った。

「最初は、何にも分からないから、行って聞くんですよ、重症心身障害児のいるところはどこかとか、どこがいいかとか。そして、直接連絡して、住むところを提供してくれとか言ってさ」

なかなかユニークな制度だ。

「あそこの重症心身障害者施設がいいと言うと、そっちへ行ったり。当時の俺は、行動的だったんだよね。そういうことを電話で、下手な英語でやっているんだから」

そこで、岩崎さんは、初めてＯＴというものを知った。ドイツだった。「エルゴテラピスト」

と呼ばれていた。エルゴテラピーは運動療法と訳されているので、正しくはＯＴとは言えないかもしれない。理学療法と作業療法の中間の療法という人もいる。しかし、岩崎さんの目には、しっかりとしたリハビリテーションの技術を持った人に見えた。

「エルゴテラピストに、なろうと思った。あのね、子どもを遊ばせてたのよ」

そう、訓練しているのではなく、遊ばせていたのである。そこが、日本とは違っていたのだ。

そのあと、岩崎さんがＰＴでなく、ＯＴになったのは、偶然である。

「日本に帰って来てから、院長にＰＴもＯＴも来ないから、自分ところで出したほうが早いんじゃないの、って言ったんです。そこで僕の相棒である同僚がＰＴに、俺はＯＴってことで」

鎌倉さんがイス取りゲームの結果、ＯＴになってしまったのと、何だかとてもよく似ている。

「俺、選んでいないんですよ。ただ、流されただけなんですよ。ところがその選択が、俺の場合いつもいいんですよ。誰かが、導いてくれたようなもんでね」

同僚と一緒に、養成学校の試験を受け無事合格。ところが、ふたりとも学校へ行ってしまうとスタッフが足りなくなってしまうので、それは困ると、院長から言われるのだ。

「それで、同僚が先に行くことになったんですよ」

岩崎さんは、施設に残った。そのおかげで、アメリカの大学へ行くことになるのだ。

「養成学校に行くには、当時は東京しかなかった。東京に出て3年間やるのも、アメリカの田舎で暮らすのも、金はあんまり変わらないっていう話が、鷲田先生から来てね」

その頃、「希望の家」にOTの鷲田孝保氏が、定期的に指導に来ていた。鷲田氏は、東京教育大学教育学部（現・筑波大学心身障害系）を卒業し同文学部哲学科中退後、アメリカ・ワシントン州のプジェットサウンド大学大学院へ行き作業療法研究科修了。帰国後OTになっていた。

その鷲田氏が、プジェットサウンド大学大学院作業療法研究科を勧めてくれたのだ。

「それで、アメリカにした。それは院長が偉いところ。普通は、一職員を3年間も出さないよね。お金かかるもの。俺はねえ、いつもラッキーなんだよね」

留学費用もすべて施設が出してくれた。1985年の3月修士課程修了、アメリカのOT資格を取得してから帰国、「希望の家」に戻る。しかし、日本の資格取得には、少し時間がかかる。厚生省に交渉し、帰国した年の12月にやっと資格を取得、同時にOT協会の正式会員になった。

そのとき、鎌倉さんが委員長だった、作業療法学研究委員会はすでに始まっていた。岩崎さんは、協会に入ったばっかりなのに、その委員会の途中から、委員になるのだ。

岩崎さんは、作業療法学研究委員会での鎌倉さんのやり方に、感動する。

「それぞれが調べて来たことを持ち寄りますよね。それをカードに書かせて、それでブレーンストーミングするんですよ。これは同じだとか、これは下の概念だとか、そこで整理をしていくわけ、チャッチャチャチャッチャと。普通、しゃべっているときって、みんなの頭の中の整理がついていないから、実は同じことを言い合っていることってあるじゃないですか。そういう整理を、その場でピャッとやるわけ。鎌倉先生は、頭のいい人でねえ。準備してなくても、出されたデータを、これはこうなんだと。あんたはこう言っているけれども、こうなんじゃないかと。そういう整理を、目の前でやってくれるわけ。たまげるでしょ。僕も、たまげましたよ」

何て頭のいい人だと岩崎さんは思った。しかし、たまげたのは、それだけじゃない。

「あの人は、中身だけなんですよ。その人がどこに属しているかとか、どこ出身だとか、肩書きとかじゃないんですよ。その人が何を考えているか、それを的確に見て、その人のアイディアとか、そのコンセプトが中身のあることだと思ったら、パッと重用する。認めるんです」

ＯＴ1年生の岩崎さんを、鎌倉さんは、ちゃんと対等に扱ってくれたし、褒めてもくれた。

「そう、ちゃんと言ってくれますよ。それはすごい素晴らしい！　誰も言わなかった！　とか。僕は哲学科で、矛盾したというか、論理的でないのはいやだから、きちっと言うわけ。そんなところが、鎌倉さんは、変なヤツがいるみたいに思ったんじゃないですかねえ。鎌倉さんは、基本的に臨床家なんですよね、非常に、人のことがよく見える人なんですよ」

8年後、養護学校の子供の訓練会へ行っていた先に、鎌倉さんから電話が来る。

１９９２年、岩崎さんは、群馬大学医療技術短期大学作業療法学科助教授となる。本当は、お世話になった「希望の家」で、臨床を続けたかったのだが、短期大学へ移るのだ。この時代は医療技術短期大学がボコボコとできていたせいで、先生が足りなかったからだ。

その翌年、養護学校のキャンプに行っていた先に、鎌倉さんから電話がかかってきた。

「覚えていますよ。香川県かどっかの養護学校で障害児のキャンプをやっていたんですよ」

最初に電話に出た養護学校の教頭先生が、〝岩崎先生、電話ですよ～！〟と走って来た。携帯電話なんてない時代だ。その出先の養護学校の職員室に、鎌倉さん本人からかかってきたのだ。協会の機関誌『作業療法』の編集委員になって欲しいという、依頼の電話であった。

「びっくりしたね。鎌倉先生が、〝あんたがやりなさい〟って」

この話を鎌倉さんにしたら、すぐに言い返された。

「そんなふうに、私は言いません。〝岩崎さん、やってください〟と言ったと思いますよ」

しかし、岩崎さんはそう言った。喜びに溢れた言葉だった。岩崎さんは続けて言った。

「すぐに編集委員を受けた。惚れ込んだ人に認めてもらったら、うれしいですよ」

鎌倉さんに、岩崎さんの熱き思いを伝えた。

「へえ、相思相愛だったんだ、へへへ」と鎌倉さんは少し照れたあと、すっと背筋を伸ばした。

「私が委員長をやった委員会の人選は私がしてますから、だいたい私と気心が合いそうな人が自然に集まりますから、みんな大真面目にやりましたよ」

鎌倉さんとの次の出会いは、教科書の著者としてである。

鎌倉さんたちが編著である三輪書店の岩崎さんの単著『発達障害と作業療法（基礎編）』と岸本光夫氏と共著の『発達障害と作業療法（実践編）』（ともに２００１年）だ。

最初は、鎌倉さんではない他の編集委員から、岩崎さんに話があった。

「最初は断った。知らない人と共著で書かないかと言われたのでね。そしたら、鎌倉さんが、岩崎さん単独でいいわよ、と言ったらしい」

岩崎さんは、張り切って書いた。三輪さんの話だと、かなり遅筆で、なかなか原稿をもらえなくて困ったらしいが、とりあえず、書いて、書いて、書きまくったそうだ。

「中身についての指定はなかったけれど、最初にだいたいの量の要望があった。で、削られると思ってたんだけれども、結局ねえ、想定された量ではまとまらないんですよ」

５年後に書き上がったものは、膨大な量になった。結局、２冊分冊で、出版することになる。

この教科書シリーズの特徴の一つが、編集委員は、著者を選ぶことだけではなく、著者の原稿を読み、チェックをするのである。まるで、論文の査読である

岩崎さんの原稿も、当然、チェックされた。そのときの鎌倉さんの評判はよかったらしい。

「鎌倉先生は、自分の実践に根ざしているのを大事にするんです。いわゆる請け売りが嫌いなんですよ。でも周りは、アメリカでこれが流行っていると言っては、すぐにそれを出すとか、そういうのばっかりだったんですよ。僕も、そういうの大嫌いですよ。OTが日本に入って30~40年経って、自前でやっていくときでしょ。むこうの本を訳したって、わけが分かんないですよ。僕は、あれだけは止めよう、自分の言葉で書こうと思ったんです。自分の言葉で書かないと、学生なんかに伝わるわけがない。外国から来た概念も、きちんと自分が、分かって、体験をして、整理をして書こうというふうに最初から思った」

1989年に高齢者保健福祉推進10カ年計画(ゴールドプラン)策定から、さまざまな福祉制度改革が行われる。それまで措置とか保護と言っていたのが、サービスとか自立支援という考え方に変わるのだ。それにわずか遅れて、障害者の福祉制度も変わろうとしていた。

「〝支援〟という言葉がだんだん出て来たんですよ。昔は〝訓練〟とか〝指導〟とか言っていたのが、〝援助〟とか〝支援〟という言葉が出て来てね」

岩崎さんは著書の項目立てに、敢えて〝支援〟という言葉を使った。確かに、『発達障害の作業療法』の目次を見ると見事に、〝訓練〟とか〝指導〟という言葉は無い。

「〝生存〟のところに、食事とか睡眠とか移動とかを入れたんですよ。そういう分け方はあんまりないんですよ。それまでの教科書は、運動機能とかいうように、機能で分けていた。それから、〝生活の自立の支援〟というところに、ADLなんかみんなぶっ込んじゃってね。鎌倉先生は、それは褒めてくれましたね。これはいいわよ、ってね」

「〝問題行動〟は、本当は全部に関わるんだけれども、これだけを抜き出した。これもよかったってね。ハウツーものも、ちょっとないと、分かんないから、これいいってね」

「引用の使い方がいいって、褒めてくれたねえ。要するに、あんたちゃんと読んで、分かって引用しているって。鎌倉先生は、俺の引用したのは、全部読んでいるんじゃないんですか」

鎌倉さんがどこを褒めてくれたか、岩崎さんの口から言葉になって、どんどん湧き出て来た。

「発達障害領域の大御所は、何人もいましたよ。僕は、本も何も書いていない、無名ですよ。機会を与えてもらって、ありがたい、それに、一所懸命応えようと思って書きました」

2003年4月、今度は、岩崎さんは55歳で、鎌倉さんの生徒になるのである。

岩崎さんは博士になるために、国福大大学院保健学科鎌倉ゼミを受講するのだ。

「本当は、俺は博士なんて必要ないんです。そんなものは必要ないんだけれども、取らなくちゃいけなくなった。博士号がないと、大学の教授になれない時代になったんですよ」

博士号を取るためには、研究論文を書かねばならない。岩崎さんにとってそこが難題だった。

「俺、修士の論文は、重症心身障害児のことをやったんです。研究としては、結構いい研究で、アメリカの研究法の教科書に例として載ったぐらいで、すごくデザインがいいんですよ」

“Sensory Treatment for the Reduction of Stereotypic Behaviors in a Severely Multiply-Disabled Population”〃(Iwasaki K & Holm M 1989. The Occupational Therapy Journal of Research)という論文である。私は全く英語が駄目だが、論文タイトルは〝重症心身障害者における常同行為を減少させるための感覚的対処法について〃とでも訳せばいいか。

論文を要約するとこんな感じだ。

重症心身障害者は、身体の一部分や、身体全体を、しょっちゅう動かしていることがあって、それを常同行為という。そのことが、人と一緒に生活したり、行動したりすることを阻害する原因になることがある。ときには、常同行為が昂じると、自分自身を傷つけてしまうこともある。だから、ＯＴの関心としては、その問題行動を減らし、家庭や学校で生活していけるようにすることである。さて、どうしたら減らすことができるか、という研究だ。

「常同行為を持っている30人ぐらいの重症心身障害者を、Ａ、Ｂ、Ｃという三つのグループに分けて、Ａには興奮刺激を与えて、Ｂには抑制刺激を与えて、Ｃには何にもしないというのを、30日間ぐらいやってから、あとで常同行為の数を測ったわけ。そのあと、何もしないで放っておいて、３カ月ぐらいたって、またやった。結果は、どれをやってもあんまり変わらない、ＡとＢでも変わりない。というよりも、とにかく関わったほうが、関わらないよりも絶対いいという、すごいいい結果なんだけれども、僕、やっていて苦しかったんです」

養護学校の先生たちは、夏中、岩崎さんの研究に、一所懸命付き合ってくれた。論文の評価も高かった。それでも、研究対象となった子どもたちのことを思うと、岩崎さんは辛かった。

「そういう研究は、立派かもしれないけれども、苦しいんですよ。こんなことをやらして、子どもは面白くもなんともないでしょ。研究だから、他のことをやっちゃいけない、純粋にやらないと研究にならないからね。こんなこと、もう二度とやるまいと思ったですよ」


それなのに、また、研究をやらなくてはいけなくなった。岩崎さんは、考えた。


「今まで、自然科学の研究というのは、物質とか、運動量とか、角度とか、定量的に数えて、再現性のあるものしか扱わないでしょ。笑っているとか、泣いているとか、いやがっているとか、そういう質的なことは、なかなか研究に乗らない。でも、俺は、もともとベースは哲学だから、現象学的な方法があるんじゃないかって考えたんです。やっぱり、その方法は絶対必要だと思ったんです。人間の幸せのためにOTをやるんだったらば、角度が増えたってしょうがないですよ。要するに幸せになったかどうかですよ。それだと、満足度とかしかないんですよ。だけどさ、満足度といったって、本当に満足しているか分からないし、満足度を言えない子だっている。その質的研究をやろうと思った。現象学的な方法で」

現象学的方法とは、ドイツのユダヤ人哲学者フッサールが確立したものらしい。先入観や独断を持たずに、目の前に存在する対象に迫る方法とでも言えばいいか。

「既に外国にはあって、日本ではまだ一つもなかった。あっても、現象学的とは言っているんだけれども、ちゃんと勉強していないんですよ。だから、日本第一号の作業療法の現象学的な方法を使った研究をやろうと思ったんです。発達障害領域で、俺が優れていると思うOTに徹底的にインタビューして、その内容を現象学的な方法で分析して、この人は何が支えでOTをやっているかを5ケースぐらいやって、それを総合して研究にしようと思った。そう考えたとき、指導教授は、日本のOTで、鎌倉先生以外誰もいないと思った。他に思い浮かばなかった」

55歳の岩崎さんは片道4〜5時間かけ、群馬から栃木県大田原まで車で通うのだ。

さて、岩崎さんのこの提案を、鎌倉さんはどう受け取ったのか。

「いろいろ俺の話を聞いていて、鎌倉先生は、〝じゃあ、岩崎さんの哲学書くか〟と、そう言いましたね。〝じゃあ、岩崎さん、哲学書いてみるか〟って」

そして、あるとき、鎌倉さんは、研究について、岩崎さんにこう語ったらしい。

「質的研究というのはね、余分なことを何も言わないんだと、そして何も大切なことを引いちゃ駄目、山崎のサントリーモルトだとか言うんですよ。それはねえ、当時〝何も足さない、何も引かない〟という、そういうCMがあったんですよ」

2002年にオンエアされた、サントリーシングルモルトウィスキー山崎のテレビCMだ。〝何も足さない、何も引かない〟が、商品のキャッチフレーズだったのだ。

確かに、鎌倉さんの研究論文そのものだ。鎌倉さんは、そういう名文句をすぐにキャッチして、ゼミ生との会話に取り入れたりしていたのだろう。

しかし、岩崎さんの論文は、未完に終わるのだ。岩崎さんが、病に倒れたからだ。惜しい！

「結局、俺は2年目に癌になって、そこで止めた。定年まであと何年かだから、残っている時間で何をするかというのが一番大切で、必要とされていることをやることにしたんだ」

岩崎さんは、今も助教授のままである。定年後は、また「希望の家」に戻ろうと思っているところだ。

岩崎さんにとって、教師としての鎌倉さんはどうだったんだろうか。

「教師としての鎌倉矩子もすごいよ」と言ったあと、岩崎さんは、叫んだ。

「授業のやり方は、相手にしゃべらせて相手に気づかせていくという、まさしくソクラテス！」

第7章

「作業療法士・鎌倉矩子」教師になる。

〝考える人〟である鎌倉さんが、突然、〝教える人〟に。

「都医短（現・首都大学東京健康福祉学部）に移ったのは、いろんなことの相乗作用です。直接の引き金になったのは、父が亡くなったことと、それから津山先生の一言でしたね」

父親は、1980年に脳出血で倒れ、3年間の闘病の末、1983年2月に他界するのだ。

「父が亡くなったときは、私は43歳ですね。お葬式するために、写真を飾らなくちゃいけないので、実家で写真をひっくり返していたら、大きな写真が出て来たんです」

鎌倉さんの父親は、ずっと小学校の校長だった。あるとき勤めた小学校では、代々の校長の写真を講堂に飾ることになっていて、そのときに撮った写真のコピーが出て来たのだ。

「それを見て、びっくりしたんです。父が亡くなる寸前は、病み衰えていますから、本当に枯れたような姿になっていたんです。けれど、その肖像写真は、ものすごく凛としているんです」

〝人間って、こういうふうに上がって、こういうふうに下がるんだ。これが、人間の一生と言うもんなんだ〟と、鎌倉さんは初めて人が生きて死んでいくことを、自分のこととして考えた。

「そうしたら、私は、結婚していないし、子どももいないし、何にも残らない。ちょっと自分の生きた証が残るようなことがあったほうがいいなあ、っていう気持ちがしたんです。それと、父が教育職でしたから、教育職もいいかもしれないっていう気持ちになったんです」

鎌倉さんにとって、大きな心境の変化だった。そして、決定打は、津山氏だった。

〝都医短が教員を募集しているから、君、あそこに応募しなさい〟

府中リハ学院が、1986年4月に医療技術短期大学に移管することが決まっていた。

開校したばかりの都医短で、「運動学実習」の担当となる。

1986年4月、鎌倉さんは46歳で、都医短へ。このときのOT有資格者数は、2581人。父親が逝ってからひとり暮らしをしていた母親を呼んで一緒に暮らし始める。家事は一切、母親が取り仕切ってくれることになり、鎌倉さんは、それまで以上に仕事に励むのである。

「そこで、運動学をやることになったんです。研究所時代は、運動学については『手』というテーマを持っていましたから身近なことでしたけれども、今度は運動学全体なんです。しかも、実習が担当だったんです。その頃、運動学実習の教科書が、世の中に1冊だけあったんですよ。でも、私が見る限り、それはOTの運動学実習としては適切と思えなかった」

鎌倉さんである。作業療法の運動学は理学療法とは違う。その教科書では納得できない。

「どこ行っても、我が出ちゃうヤツでして、うふふ。それで、どうやればいいかと思って、一所懸命考えて、全く新規で、オリジナルで、自分で考えた実習メニューを作ったんです」

それが、後に三輪書店から教科書として出版される『PT・OTのための運動学実習』[*1]だ。

「その頃までの運動学実習っていうと、人間の姿勢はどうなっているのかとか、どこを動かせばどういう筋肉が動くかとか、そういうものが主体だったんです。でも、私はOTだから、動作学的な観点も加えたいと。ですから、まず骨格、関節運動の実習を部分別にやりますが、手は独立させる。次が生体力学と筋活動。生体力学は、私にはできないので、他の人を学外から頼んで来て、担当してもらっていました」

人間工学、福祉工学の専門家、現・国際医療福祉大学大学院教授の田中繁氏のことだ。

「次が、姿勢の問題です。姿勢とか、バランス反応とか、姿勢の変換。そして、動作ですね。歩行、手の動作、上肢の動作。それから、動作のスキルとテンポの問題。そのあと、呼吸と代謝の生理学的問題。というふうに、私は区切ったんです。自分で言うのもなんですけど、これは他の運動学実習の構成よりは、いいと思います、うふふふ」

鎌倉さんが珍しく、自分のやった仕事をストレートに褒めた。他の教科書とどこが違うのか。

「多面的ですよ。普通のはですねえ、筋と力学ぐらいなんですよ。少なくともその頃は」

＊1鎌倉矩子、田中繁編著：ＰＴ・ＯＴのための運動学実習―生体力学から動作学まで、三輪書店、１９９４

唐突だが、ここで、ＰＴとＯＴのことを聞いてみた。

というのも、１９９４年に出版されたこの手作り教科書のタイトルが『ＰＴ・ＯＴのための運動学実習』になっているからだ。

「勝屋さんは、また、ＰＴとＯＴが、一緒になっているんじゃないかと言うわけですね。これは、基礎ですから。それも、単なる私家版の教科書ですから。気に入った人が勝手に使ってくだされば結構ですということで、そうなっているんです」

しかし、この本の序文には、こうある。

〝理学療法も作業療法も、障害者が日常の生活を再建する過程を助けるための学術である。人々の日常のふるまいと動きを知っていることは、このような実践をよりよく行うための大切な基盤である。本書は、そのようなことを念頭において作った。提供単元が16という多めの数になっているのは、取捨選択によって、理学療法学学生・作業療法学学生それぞれに適した授業構成にしていただきたいと考えたためである〟

ほら、ＰＴのことも、鎌倉さんはしっかり意識しているではないか。養成校では、理学療法も作業療法も、計45時間の運動学実習を行うことになっている。授業は、1回当たり3時間で、15回が基本だが、オリエンテーションなども入るので、実際はもっと実習回数は少なくなる。

しかし、この教科書は、単元が16個用意されている。つまり、教える人が考えて、どれをやるかセレクトして組み合わせて欲しいということだ。つまり、ＰＴ学生のためには生体力学や運動生理学を中心にし、ＯＴ学生のためには目的動作に関わる単元を中心に、というふうに。

しかし、運動学的な基本は、理学療法と作業療法と一緒と考えていいのか？

「理学療法と作業療法の違いは、こういえばいいのかなあ。ＰＴは、人間と重力との対応を扱っているんだと思います。でも、ＯＴは人間と『もの』。ものというのは『物（ぶつ）』と『者（しゃ）』、その対応を扱っているんだと思います。『物』と『者』に相対するためには、頭が関係する。重力と対応するためには、頭の中でも一番根っこの部分、根幹部分を使ってますね。だから、そこの機能とは関係しているけれど、認知とは必ずしも関係していないと、私は思うんです。そんなこと言うとすごく怒られるかもしれないけれど、私の考えはそうです」

　しかし、門外漢の私から見ると、どうしても分かりにくい。やっていることが、重なって見える。私は、インタビューの最中に、しつこく、何度もそのことを訊ねた。

　あるとき、鎌倉さんは、こんなふうに説明してくれたことがある。

「病院で院内を案内して、ここはこういう部門ですというふうに説明するツアーみたいなことをしてくれることがあるんです。ある病院のツアーで、あるソーシャルワーカーがコンダクターをやってくれたんです。それで、作業療法のことをなんて説明していたかというと、〝ここは頭の整理をするところです〟って言ったんですよ。私はそれを聞いて、なんてうまく言うんだろうと、感心したことがあるんです。確かにそうなんです。そこのOTは、いいOTだったし、そのソーシャルワーカーも優秀な人なので、ポイントつかんでいたんだと思うんですね」

　作業療法とは、〝頭を整理する仕事〟。なるほど。

　実は、この都医短の時代に、鎌倉さん自身が、〝これ〟はOTのやるべきことなのか、PTのやるべきことなのか、悩んだことがあるのだ。

　〝これ〟とは、たぶん、OTなら誰もが知っている、あのボバース法である。

発達障害作業療法学の担当になったことがきっかけだった。

鎌倉さんは、都医短で、先に挙げた運動学実習の他に、高次脳機能障害作業療法、作業療法研究、そして発達障害作業療法学の授業の担当となった。

この発達障害作業療法学が、鎌倉さんにとって難題だった。１９６２年にこの世界に入った最初の３年間は、整肢療護園で発達障害の作業療法に取り組んでいた。しかし、そこから20年以上経ったその世界は、ボバース法一色で染まっていたのだ。

「その頃は、発達障害に対するセラピーっていえば、ボバース法が世界を席巻していて、〝ボバースを知らない者は、発達障害を語る資格無し〟みたいなもんだったんですよ。私が考えると、ボバース法っていうのは、基本的にＰＴのテクニックなんです。でも、ＰＴもＯＴも区別がなくて、みんな一度はボバーズ法を学びたい、と願うような時代だったんです」

ボバース法は、それ以前から有名だったし、本もたくさん出ていた。勉強家の鎌倉さんは、もちろん、本も読んでいた。鎌倉さんなりの理解もしていた。

「結局、これはマニュプレーション（手技療法）といいまして、セラピストが自分の手で、脳性まひの子どもの身体を動かして、それによってよい影響を身体に与えようという考え方だと思うんです。けれども、いくら本を読んでみても、セラピストがどういうふうに手を動かしていくのかが、実感として分かんないんですね」

こうなると、鎌倉さんは、生徒に教えられない。分からないことは教えられないからだ。

それなら、ボバース法を教えなければいい、という考え方もあるだろう。しかし、世界中で大評判の治療法を避けて通るわけにはいかない。真面目な鎌倉さんは、そう考える。

「自分が分かんないものを教えるってことほど、不愉快で、気分の悪いことはないですよね。突然思ったんです。これはもうイギリスに行かなきゃいけないって。ロンドンにボバースセンターがあって、そこはボバース法の総本山みたいなところなんです」

まずは、正式に申し込んでみた。当時、総本山のボバースセンターで、年4回、講習会をやっていた。しかし、世界中から申し込みが殺到していて簡単には、受講できないことが分かる。

「私、いったん思い立つと、矢も盾も無く実現したくなるたちなんですね。それで考えて、ボバース法の日本でトップにいた、紀伊克昌さんというPTにお願いしてみたんですよ」

紀伊氏とは、三輪さんによると、PT界のカリスマらしい。

「そう、すごい人らしいです。そしたら、紀伊さんが何と親切なことに、ロンドンに手紙を書いてくれたんです。きっと、私のことを持ち上げてくれたんでしょう。それで実現したのです。それで、都医短の学長にお願いして、東京都の決済もおりて、実現することになったのが1989年の秋のコースですね。8週間、びっちりやりました」

「受けまして、分かりました」と、鎌倉さん。

「インストラクターたちは、人の身体を動かすベテランなんです。究極は、脳性麻痺児の身体をコントロールするんですけれども、その前に人間の身体というものの平衡や運動が、どういうからくりで動いているか、外からの刺激に対してどういうふうに反応するかを熟知しているんです。普通に寝ている人の頭をひねって動かしていくだけで、サアーッと立ち上がらせて、歩かせることができるんですよ。私も、一時は、ちょっとできたんですけれども」

それは、見事だったらしい。ほんのちょっとの手技で、人の身体が動くのだ。私も見たい。

「身体の中に仕組まれている運動のメカニズムいうものを、徹底的に教えられるんです。次には、それを脳性麻痺児にどういうふうに適用するのがいいかを、ボバースセンターに通って来ている子供たちを相手に、実習させられるんです」

そのこと自体は、本当に面白かった。

「これは一度やりだしたら、はまるだろうなと思いました。面白いじゃないですか。こっちをちょっと動かすと、こっちがクッと上がるとかね。だからＰＴだったら、はまるのは分かる。だけど、これは基本的に、ＰＴの技だと思ったんです。ボバース法は、身体のマネージメントだからです。ＯＴは身体のマネージメントというよりは、身体と頭、脳みそを使って作業するにはどうすればいいかっていうのがテーマだと、私は思っていましたから」

８週間みっちり学んで分かったのである。

〝ボバース法は、ＯＴの仕事ではない。私は、そう思う〟

「臨床の現場で、身体のマネージメントを実際にするのは、ＰＴの役割でいいと思います。ＯＴは、他に役割があるわけだから、ＯＴが、ボバース法をやる必要はないじゃないですか」

そんな中、鎌倉さんは、研究のほうも、しっかりと取り組んでいた。

「都医短時代は、少しだけ、都立リハビリテーション病院に出入りさせてもらっていました。本当は研究すればよかったんですけれど、手が回らないというか、それで精一杯でしたね」

鎌倉さんは、2回目のインタビューでは、そう語っていた。

しかし、これも、鎌倉さんの記憶違いだったのである。これもまた、例の2回目のインタビューのあとに送られてきたメールに、したためられていた。

〝都老研時代のテーマを引き継ぎ、手および認知障害関連の研究をしていたことがわかりました。認知については、都老研時代に懇意にして頂いていた病院や、新たにお願いした病院をフィールドにして、臨床に関連づけた研究を行い、毎年学会発表もしています。都老研時代に隣接の病院で担当していた患者のひとりをきちんとした事例報告のかたちで公表したのもこの時期です〟

都医短に行ってから発表した、鎌倉さんの主だった論文だけを拾ってみよう。

1986年5月〝着衣ができるようになった患者・ならなかった患者〟[*2]（鎌倉矩子、名取真弓・他、『作業療法』）。7月〝脳卒中における着衣失行の背景〟[*3]（鎌倉矩子、名取真弓・他『リハビリテーション医学』）〝半側空間無視の本態とリハビリテーションの考え方〟[*4]（鎌倉矩子、『総合リハビリテーション』）。

1987年2月〝神経心理学的研究と作業療法〟[*5]（鎌倉矩子、『作業療法』）。4月〝USN患[*6]

者の注視点移動〟（鎌倉矩子、『神経心理学』）、〝刺激の密度と一側性無視―右半球損傷の場合〟[*7]（鎌倉矩子、『神経心理学』）。８月〝失行・失認〟[*8]（鎌倉矩子、『JOHNS』）。10月〝構成テストの種目数と課題数の検討〟[*9]（鎌倉矩子、中田法子・他、『作業療法』）〝治療方法の検討における作業分析の応用〟[*10]（鎌倉矩子、『作業療法』）。

１９８８年３月〝半側空間失認の検査法の選択と問題点〟[*11]（鎌倉矩子、『リハビリテーション医学』）。

１９８９年６月〝半側空間無視の現象論〟[*12]（鎌倉矩子、『失語症研究』）。

１９９０年６月〝手指の運動学〟[*13]（鎌倉矩子、『総合リハビリテーション』）。７月〝医学的リハビリテーション―作業療法の立場から〟[*14]（鎌倉矩子、『家庭看護』）。９月〝失行・失認のリハビリテーション〟[*15]（鎌倉矩子、『神経心理学』）。

１９９１年３月〝半側無視テストの感度について〟[*16]（鎌倉矩子、大滝恭子、『リハビリテーション医学』）。５月〝作業療法研究の方向性〟[*17]（鎌倉矩子、『作業療法』）。６月〝映像でとらえる手のはたらき〟[*18]（鎌倉矩子、『人間工学』）。10月〝ゲルストマン症候群、構成障害等を呈した一主婦への作業療法プログラムとその効果〟[*19]（大滝恭子、鎌倉矩子、『作業療法』）。

１９９２年５月〝健常者における箸使用のかまえと操作のパターン〟[*20]（中田眞由美、鎌倉矩子、大滝恭子、『作業療法』）〝正常事例にみる「ひとり座り不能期」の行動発達〟[*21]（鎌倉矩子、三浦香織、『作業療法』）〝正常事例にみる「ひとり座り不能期」のコミュニケーションの発達〟[*22]（三浦香織、鎌倉矩子、『作業療法』）。７月〝専門的リハビリテーションとＱＯＬ―脳卒中によ[*23]

る高次機能障害に対するリハビリテーション〃（鎌倉矩子、『治療』）。9月〃巧[*24]緻性向上─作業療法技法を中心に〃（鎌倉矩子、『総合リハビリテーション』）。

これ以外に、学会発表、講演会、自著の執筆、作業療法の本の翻訳や、いくつもの分担執筆もやっている。そして、OT協会で八面六臂の大活躍をしていた時期でもあるのだ。

*2 鎌倉矩子、名取真弓、他：着衣ができるようになった患者・ならなかった患者、作業療法、第5巻第2号、54-55、1986

*3 鎌倉矩子、名取真弓、他：脳卒中における着衣失行の背景、リハビリテーション医学、第23巻第4号、177、1986

*4 鎌倉矩子：半側空間無視の本態とリハビリテーションの考え方、総合リハビリテーション、第14巻第11号、839-845、1986

*5 鎌倉矩子：神経心理学的研究と作業療法、作業療法、第6巻第1号、50-59、1987

*6 鎌倉矩子：USN患者の注視点移動、神経心理学、第3巻第1号、31-40、1987

*7 鎌倉矩子、小林雅夫、他：刺激密度と一側性無視─右半球損傷の場合、神経心理学、第3巻第1号、45-59、1987

*8 鎌倉矩子：失行・失認、JOHNS、第3巻第8号、1127-1134、1987

*9 鎌倉矩子、中田法子、他：構成テストの種目数と課題数の検討、作業療法、第6巻第3号、287、1987

*10 鎌倉矩子：治療方法の検討における作業分析の応用、作業療法、第6巻第3号、466-

469、1987
*11鎌倉矩子：半側空間失認の検査法の選択と問題点、リハビリテーション医学、第25巻第2号、89、1988
*12鎌倉矩子：半側空間無視の現象論、失語症研究、第9巻第2号、85-91、1989
*13鎌倉矩子：手指の運動学、総合リハビリテーション、第18巻第6号、465-471、1990
*14鎌倉矩子：医学的リハビリテーション—作業療法の立場から、家庭看護、第15号、22-31、1990
*15鎌倉矩子：先行・失認のリハビリテーション、神経心理学、第6巻第3号、50-56、1990
*16鎌倉矩子、大滝恭子：半側無視テストの感度について、リハビリテーション医学、第28巻第3号、207-214、1991
*17鎌倉矩子：作業療法研究の方向性、作業療法、第10巻別冊2、52、1991
*18鎌倉矩子：映像でとらえる手のはたらき、人間工学、第2巻特別号、20-21、1991
*19大滝恭子、鎌倉矩子：ゲルストマン症候群、構成障害等を呈した一主婦への作業療法プログラムとその効果、作業療法、第10巻第4号、306-309、1991
*20中田眞由美、鎌倉矩子、他：健常者における箸使用のかまえと操作のパターン、作業療法、第11巻別冊、112、1992
*21鎌倉矩子、三浦香織：正常事例にみる「ひとり座り不能期」の行動発達、作業療法、第11巻別冊272、1992

＊22 三浦香織、鎌倉矩子：正常事例にみる「ひとり座り不能期」のコミュニケーションの発達、作業療法、第11巻別冊、272、1992

＊23 鎌倉矩子：専門的リハビリテーションとQOL―脳卒中における高次機能障害に対するリハビリテーション、治療、第74巻第7号、1443-1448、1992

＊24 鎌倉矩子：巧緻性向上―作業療法技法を中心に、総合リハビリテーション、第20巻第7号、955-960、1992

その時代の研究の話をいくつかしよう。

1988年、2回目の出産を終えた中田さんが、鎌倉さんのいる都医短にやってきた。早速、もうひとりの「手」好きの大滝恭子氏と3人の共同研究が始まった。

1992年5月に協会の機関誌『作業療法』(前出)に掲載された〝健常者における箸使用のかまえと操作のパターン〟の研究である。ここからは、中田さんの話だ。

「健常人の箸の操作というのはどんなパターンがあるのかっていうのを分析しましょう、ってことだったんです。でも、最初、いくらやっても、鎌倉先生の、OKがでないんです」

研究手順は『手のうごき 手のかたち』と同じだ。動きは肉眼で、3人で観察。そのあと、写真撮影をして、形を見る。それから箸との指列の位置の関係で、手のどこに箸が当たっていたかを見る。そして、健常者の箸の操作のパターンを見い出すのだ。

とにかく実験をやり、それを鎌倉さんの例のXYZ連記法で細かく書き出してみたのだ。

「やり終えて、やっぱり鎌倉先生ってすごいな、って思いました。箸の操作というのは、すごく複雑な手の動きですよね。でも、結果的には、大きく分けると三種類のパターンがあることが分かったんですね。それをAV型だとか、AI型だとか、X型だとかに分けて、それぞれどんな動きの特徴があるのかとか、手の動きがどこで分かれるのかが分かったんです」

標準的な箸の操作というのは、2本の棒を相反する方向に動かすということだ。そうしないと、箸先でものを摘むことはできない。そこで、分かったことは、示指と中指の2本の動きと、環指と小指2本の動きが、相反する動きをしており、母指は、2本の棒を緩やかに拘束しているということだった。つまり、2本の棒である箸でものを摘むときは、母指、示指と中指、環指と小指、それぞれ三種類の微妙な動きから、標準型の箸の操作が構成されているのだ。

これを、XYZ連記法で、表記すると例えば、箸を開く動きはXYYZZ（X＝押し出し、Y＝伸ばし、Z＝曲げ）となる。

「こういうふうに書いてあると、あ、これは三種類の動きで、箸が操作されているんだなと、分かりますよね。患者さんが箸を動かせない方の場合は、どの動きができないのか、逆にどの動きができるようになれば箸が操作できるのかが、すぐに分かるんです。ただ曲げ伸ばしができても駄目なんです。環指と小指の2本を曲げているときに、示指と中指の2本が伸びてないといけないですから、その二つの動きが分かれないといけない。それを分離っていうんですけれど、手ではすごく大事なことなんです。脳卒中の方っていうのは、ある程度は曲がったり、伸びたりはできるようにはなるんですけれど、分離がなかなか出せないんです。ただ、動きだけ見ていても、手の動きは、なかなか分析できないんですよ」

そう中田さんが気づくまで、鎌倉さんは、じっくりと待っていたらしい。

結局、3人で地道に実験をし、データを集め、そのデータを分類し、分かったということだ。

「XYZ連記法がなかったら、絶対箸の動きなんて、誰も分析できないですね。私、このことは、自信を持って言います。OTでないとできないと思いますし、並のOTではできません。鎌倉先生のXYZ連記法を知らなければ、できないです」

中田さんは、きっぱりと言った。

鎌倉さんは、他にも〝幻〟になってしまった研究を手掛けていた。

「これも授業がきっかけなんですけれど、私が発達障害を教えるということは、正常発達も基礎知識として教えなくちゃいけないですよね。発達に関する本は、ごまんとあります。人間発達に関してはね。でも、そういうことって、いくら本を読んでもピンと来ないんですよ。生後何カ月になると手を握るとか、開くとか、摘むとかね。でも、それがいわゆる知識として出回っていますから、一応教えるんですけれども、ものすごく後ろめたい気がしてね」

と、鎌倉さん。鎌倉さんの知識欲は、限りが無い。研究がスタートするのだ。

「若い女の先生が、赤ちゃんをすぐ産むってことになって。写真に撮らせてってお願いして、生後1週間目ぐらいのときから押し掛けて、毎月、ビデオに撮らしてもらったんです」

最初は、どこを見ればいいのか分からなかったが、何を撮影するか決めなくてはならない。仕方が無いから、世間に出回っている発達の検査マニュアルを基本にして、撮影した。

「そういうのを撮っているうちに、だんだん面白くなって来て」

また、はまっちゃったのである。

「それを3歳ぐらいまで、撮影したんです。5歳までやるには時間が間に合わないので、その子のお姉ちゃんを借りて来たりして、つないでね、へへへ」

その家は、三姉妹だった。ひとりをずっと追っかけると、時間がかかりすぎるので、姉たちを、同じ視点で追いかけたのだ。おかげで、いっぺんに0歳から5歳までを追うことができた。

「そうこうしているうちに、いろんなつてを求めて、結局3ケースを撮ったんですね。それは、データの洪水ですから、最初は本当に困ってしまいまして。だけど、最終的には、私は、人はいかに作業行動を獲得していくのか、というのに結びつけられると思ったんです」

鎌倉さんが見いだしたのは、運動ではなく、作業行動の獲得である。

鎌倉さんは、ＯＴの目から見た発達を、構築できると思った。

「印象深いことは、例えば、砂場を家の中に持ち込めないから、ビニールプールに小豆を入れて砂場のようにして、その中に子供入れて、おもちゃを入れたんです。そうすると、子どもはいろんな工夫をして、試行錯誤を繰り返して、だんだん、だんだん、少しずつうまくなってくる。遊びに成功していくんですよね。その過程というのが、ものすごく面白くって」

例えば、子どもが大好きなトンカチ積み木のエピソードを、鎌倉さんは教えてくれた。

初めてトンカチ積み木を見た子どもは、当然、遊び方が分からない。さて、どうするかと観察していたところ、子どもは、自分の母親にスッとトンカチを渡した。

「それで、お母さんが叩いて見せると、トンカチを取り返して、自分で試してみる。それで、うまくいかないと、もう1回お母さんに返して、またそれを見て自分でやってみる。それを見て、私は、すごく反省したんです。発達していく過程で模倣って要素は、ものすごく大事なんだ、それなのに、私は障害児のところに行ったときに、やって見せるというプロセスを飛ばして、これで遊ぼうよとやっていた。そのことを思い出して、すごく間違っていたと」

その研究をやりながら、作業行動を獲得していくプロセスをたくさん集めると、ある程度、一般化することが可能であり、作業行動発達史というものを構築できる、と鎌倉さんは思った。

ただ、それには恐ろしく時間がかかることにも気づいた。

広大へ移ってからも、月一度上京して研究を続けていたが、大学が忙しくなって、断念する。

「半年ほどで、力つきました。今、時間はたっぷりありますけれど、これはちょっと無理でしょうねえ。未完に終わった〝幻の研究〟です」

聞いていると、私も、本当に残念に思う。

「残念ですね、うふふふ。人生の閉じ際には残念なことって、いくつかあるんですけれども、まだやり足りないぐらい、惜しいことがあるくらいが、ちょうどいいと思うんです。そのほうが、人生は楽しいことに満ち満ちていたんだって思って、終われるんだから、それでいいやと思うんです。『すっぱい葡萄（ぶどう）』ですかね」

鎌倉さんは、自分の思いをイソップの寓話『すっぱい葡萄』に例えた。

そのビデオは、今も、鎌倉さんの自宅の裏の蔵の中で眠っている。

「ＶＨＳですから、へばりついていて再生できるかも分かんないですし、ＶＨＳを再生する機械が、もはや私の身の回りにはないですからね。でも、捨てるに捨てられない。せめて、データをデジタル化したほうがいいかなあと、ちらっと思ったりするんですけれどね」

誰か、この〝幻の研究〟を引き継ぐ人はいないか。

「鎌倉矩子」を巡る人たち――森田浩美さん

そのとき、森田浩美さんは、まだ結婚前で「阿部浩美」さんだった。

「阿部浩美」さんに最初に会ったのは、2010年6月13日。仙台で行われた第44回日本作業療法学会でのワークショップ12〝手のかたち・手の動き――その基本類型の理解〟の会場だった。これは「NOMA手・上肢機能診断」のワークショップだ。

私は、前日の6月12日に仙台に入り、一番大きな会場の仙台国際センターへ行き参加手続きをした。今回の学会の参加者はおおよそ4000人。その人たちが仙台駅から青葉城址公園にある会場へ一斉に移動するため、会場周辺は押し寄せるタクシーやバスの渋滞が起きていた。

「普通の協会になっちゃったねと、話していたんですよ」

こう言ったのは鎌倉さんである。その日は、名誉会員授与式があった。名誉会員は70歳を超えないとなれない。前年の9月に70歳になった鎌倉さんは、晴れて名誉会員となったのだ。

しかし、「きっと、学会に参加するのも、これで最後になると思うんです」と鎌倉さん。

翌日、早めに会場に行ったのだが、まだ、会場は開いてなくて、扉の前に人だかりができていた。その中に、資料を詰め込んだ段ボール箱を抱えた、鎌倉さんたちがいた。

私に気づいた鎌倉さんは細身の若い女性を引っ張って来て、「あとで詳しく説明するので、この人がライターの勝屋さん」と彼女に私を紹介して、そそくさとどこかへ消えた。前日に鎌倉さんの教え子の話を聞きたいので、紹介して欲しいとお願いしていたからだ。

私は、その女性にあわてて名刺を出して自己紹介した。その女性もニコヤカに名刺を私に差し出した。それが、「阿部浩美」さんである。名刺には、〝国際医療福祉大学小田原保健医療学部　作業療法学科　講師　博士（保健医療学）作業療法士　阿部浩美〟と書かれていた。

現在は、結婚したため、名字が変わり森田浩美さんである。

しかし、ここからも森田さんではなく、「阿部」さんで通したい。

何故なら、「阿部」さん時代の話だからだ。

阿部さんと鎌倉さんとの出会いは、１９８７年、都医短に入学したときだ。都医短２期生だ。

最初、阿部さんにとって、鎌倉さんは、学校内で遠くから見る人だった。

「いつもすっと背筋を伸ばして立っていて、かっこいいなあと思っていました。みんなの憧れの先生だったんです」

阿部さんが教えてくれた、鎌倉さんをますます人気者にした、あるエピソードがある。

これは、阿部さん本人の話ではない。

ある学生が、ある教授の研究室に呼ばれた。そこで、教授から、とても頭に来ることを言われたらしい。学生は教授の研究室を出てドアを閉めてから、そのドアを蹴飛ばすふりをした。こんちくしょーっ！　という気分だったのだろう。そこに、たまたま鎌倉さんが通りかかった。

鎌倉さんに気づいた学生は、しまった！　と思ったに違いない。

しかし、鎌倉さんは、〝私は、何も見ていませんでしたよ〟と言って、まるで何事もなかったように、その場を立ち去った。

このエピソードは、学生たちの中に、あっという間に広がった。

鎌倉さんが感心した阿部さんの卒論テーマは、〝粘土遊びの発達〟。

阿部さんが2年生のとき、鎌倉さんの発達障害作業療法学の授業が始まった。鎌倉さんにとって、一番苦手であり、苦手だからこそ頑張ったという例の科目である。

そして、阿部さんはその授業を受け、鎌倉さんを感心させる卒論を書き、最初から目指していたと言う、発達障害領域へ進むのだ。その卒論について、阿部さんに訊いた。

「普通の保育園の子どもたちです。2～5歳児クラスで、全員で89人の子どもを観察しました。研究内容は、子どもたちの作品について。つまり、子どもたちが何を作ったか。作品と、手の動作と、道具の使い方、周囲との交流、この4点にポイントを置き、観察を行いました。2歳児、3歳児、4歳児、5歳児が、年齢によってどんなふうに遊びが変化していくか、というのを見たかったんですね。本当は、遊び全体を知りたかったんですけれども、それはとても無理な話なので、粘土遊びにしました。粘土というのは割にどこにでもあるかなと思ったので」

これは、ひとりの子どもを1対1で見るという手法ではない。クラス全体を見る。

「30分間粘土遊びをしましょう、みたいな感じで、それぞれのクラスに入りました。20人ぐらいの子どもたちが、一斉に粘土遊びをやっていて、私は適当にその中を回りながら、何かできていそうな子には、何を作ったの？　とか聞いてメモをしたり、全員が何をやっているか分かるようにビデオを撮ったり、作品になっているものを写真に撮ったり。できるだけこちらが誘導したりしないように、自然に遊んでいる姿を、そのまま観察したという感じですね」

それで、阿部さんが分かったことは、一体何だったのか。

「厳密にどう違うかは言いにくいんですけれど、作品の種類が、年齢を追うごとに増えていることですね。いろんなものを作っては壊し、作っては壊しっていうのもありました。手の使い方も、年齢が上がると、どんどん上手になって、細かいものになって、想像力も豊かになっていく。特に4歳児がすごかった。このときは5歳よりも、4歳がピークという感じでした。あとは周囲との交流という意味では、隣のお友達と話をしながら、同じものを作っていたりとか」

なるほど。私には、ふたり子どもがいる。彼らが保育園に通っていたときの私の個人的な感想に過ぎないが、絵は5歳児よりも4歳児のほうが面白かった。5歳児は社会性が出てくるせいだろうか、周りに影響されやすい。仲のいい友だち同士でほとんど同じ絵を描いたりするのだ。だから、つまらない。4歳児のほうが、のびのびと自由に自分の絵を描いていた。

「2歳は手そのものがまだ未熟なので、道具が置いてあっても、それをただ粘土の塊に突き刺すだけだとか、そういう単純な遊びが多いんです。年齢が上がってくると、感触遊びみたいな感じになってきて、それがだんだん創造的なものに変わってくる」

鎌倉さんは、阿部さんのこの論文をよく覚えている。

「阿部さんの研究は、私から見れば、オーソドックスだと思います。でも、それは私がＯＴの中で変わっているせいでしょう。彼女のは、いわゆる研究然とした誰でも思いつくテーマではないです。だけど、阿部さんはよーく相手を見ていますから、固有の問題に気づくんですよ。それが、彼女のよさなんですね。とても、着眼がいい研究テーマだったんですよ」

と、鎌倉さん。鎌倉さんの言う着眼がいいとは、どういうことなのか？

「阿部さんは、子どもたちが、どういうふうに粘土の形を変えるのかを年齢別に見ていました。本当に違っているんですよ。その変化が実に目覚ましくて、年齢によって違う。そういう具体的な変化は、『人間発達学』の教科書を読んでいても、どこにも書いていないことなんですよ。でも、少なくともこの部分について知ると、子どもの知的発達というのは、こういうことなのかということがビンビン分かりますよね。私はこういう具体的な研究が、好きなんですね」

阿部さんは都医短卒業後、鎌倉さんの就職した整肢療護園へ行く。

「発達障害を選んだ理由ですか。何故かって？　う～ん、子どもたちって可愛いでしょ」

と、阿部さん。阿部さんは、鎌倉さんと違い、根っからの子ども好きなのだ。

阿部さんが就職した１９９０年頃は、鎌倉さん時代と大きく発達障害の事情が違っていた。

「鎌倉先生がいらした頃は、本当に肢体不自由児で、知的には割とよくて、職業前訓練みたいなことをなさっていた時代かなあと思うんです。私が入った頃は、どの子も重症化していて、必ずといってもいいほど知的障害を伴っていて、将来的に仕事に就き得るだろうというお子さんは、少なかったですね。ちょうど過渡期だったんですかね。今は、二分化しているように思います。軽度発達障害のお子さんもいるし、本当に重度のお子さんも増えているんです」

これも、医学の進歩のおかげである。

「なんて言ったらいいかなあ、未熟児で生まれたりとか、昔だったら助からないような子供が、助かるようになったので、残る障害が重くなって来たということでしょうか」

ちょっと失礼な質問だと思ったが、阿部さんに訊いてみた。

障害を持つ子どもに対して、怖いとか、汚いとか、思ったことがないかと。

私には、60歳を過ぎている脳性麻痺の従兄弟がいる。心優しい彼には本当に申し訳ないのだが、幼い頃、私は、彼と同じ食卓で食事をするのがいやだ、気持ちが悪いと思ったことがある。

彼は、アテトーゼという全身をねじるような不随意運動があり、いつもよだれを垂らしており、手で食べ物をつかむことはできるのだが、手が勝手に動くので、そのへんに飛び散らかしながらでしか食べることができない。身体中の筋肉が常に硬く緊張状態になっていて、手はねじれて拘縮している。首もなんとか保つことができるが、どこかを見ようと頭を動かそうとすると、ふらふら揺れる。足も左右バラバラに内側にねじれ、簡単に膝を曲げることはできなかった。知的には何の問題もないのだが、というか、私より遥かに優秀なのだが、発声するのも大変で、話す言葉を聞き取ることが結構難しい。彼がしゃべろうとしたり、喜んだりすると、緊張した堅い手がめちゃくちゃに動くので、間違って当たると痛かった。彼のほうも痛いんだろうとは思うのだが、小さいときはそのせいで、近寄るのが怖かった。

そんな彼と本当に小さいときから、毎年、夏休みを過ごしていた。母の実家だったからだ。そのうち、彼が何故、脳性麻痺になったかも知り、汚いとか怖いと思う自分を恥じるようになった。自分の中の無意識の「偏見」の発見だった。そういう経験が私にあったからだ。

「私が見ていた子どもたちは、そういう状態とは違うんです。そういう方は、私が学生のときには、もう成人になってらっしゃいました。私が、仕事にするようになった頃は、そういう子どもはほとんどいなかったですね。なので、そういうふうに思ったことは、私は無いですね」

そんな阿部さんが〝一度だけショックを受けたことがある〟エピソード。

それは、見学にいったある重症心身障害児施設でのことだった。

身体症状も、知的レベルも、一番重い子どもたちが入る施設だった。その施設へ入った子どもたちは、大抵、ずっとそこで生活をし、大人になり年老いていく。自分の家に帰ることはほとんど無い。世の中には、そういう世界があるのだ。

阿部さんは、もう成人してしまっている重症脳性麻痺患者の病室、その人たちにとっての居室に案内された。ベッドがいくつも並んでいた。そのベッドの上に彼らはいた。

身体は拘縮し硬くねじ曲がっており、目も見えているかどうかは分からない、口も開かれたまま、ほとんど反応が無かった。そういった人たちが、何人も横たわっていたのだ。

そのときの案内してくれたＯＴが、〝あなたたなら、この人たちにどんなことをしようと思う？〟と阿部さんに質問した。厳しい質問だと思う。彼らを見て、強いショックを受けた阿部さんだったが、必死になって何ができるかを考えた。そして、やっと答をひねり出した。

〝笑わせてあげたい〟と、阿部さんは答えた。

20年以上経った今、阿部さんは、その答はそんなに間違っていなかったと思う、と言った。

この話を聞いた鎌倉さんは、〝ほおーっ！〟と感嘆の声を上げた。

整肢療護園での仕事は、楽しかった。子どもたちも可愛かった。

整肢療護園では、伝統的にＯＴは尊重されていたし、同僚にも恵まれたので、ＯＴとしてチームの中でどうしたらいいかと、阿部さんは悩むこともなかった。

話を聞いていると整肢療護園は、ＯＴにとって、とてもいい職場だと思われる。

阿部さんが入った翌年、１９９１年度の職員名簿を見ると、阿部さんが所属する医務部のＯＴは、係長まで入れ全部で14人。そのときの係長は、鎌倉さんと同僚だったという。つまり、定年まで働き続ける人が多い、居着きのいい職場なのだ。

しかし、阿部さんは勤めて11年経ったとき、今までやってきたことを見つめ直したくなるのだ。ちょうど、鎌倉さんが国福大の大学院に来るという話を聞いた。阿部さんは、もう1回、鎌倉さんのもとで学びたいと思う。国福大大学院は、東京の青山でサテライトキャンパスを開校しており、テレビ電話を使い大田原にいる鎌倉さんの授業が受けることができたのだ。

２００２年の４月から、阿部さんは国福大大学院へ進む。阿部さんは33歳だった。阿部さんは、週３～４回、青山へ通った。夜の授業は、午後６時から９時10分まで。仕事が終わってから駆けつけるので、６時からの授業には間に合わなかった。週に１日とか半日、仕事を休んで、青山や大田原のキャンパスまで通うこともあった。

「あの頃は、お金も、有休も、すべて大学院に捧げました。大変でした」

阿部さんは、仕事を続けながら、鎌倉さんのもとで、２年間で修士を取った。

その論文は、発表を聞いた人たちから拍手が起きたという感動の修士論文となった。

感動の修士論文のタイトルは、〝なぜ「金」なのか〟。

阿部さんのその修士論文の中に、「くしゃ金」という言葉が出てくる。

「くしゃ金」？　一体それは何ですか？　と訊いたら、阿部さんは笑いながら言った。

「やっぱり変ですよねえ。くしゃくしゃにした金紙のことなんです」

阿部さんは、整肢療護園で、視覚障害もある原因不明の発達遅滞の子どもに出会った。

最初に診た医者は、目は見えていないだろうと診断を下している。そのあと、１歳４カ月のときに医療センターに来て、ＭＲＩで脳を検査。異常は発見できなかったが、全体的に脳が未熟であると診断された。センターの医者は、目の前に手をかざしたら目をつぶったようにも思えたし、自分のほうを見ているような気もしたが、他には何の反応もなく、原因不明の発達遅

論文の指導教官としての鎌倉さんの感想を阿部さんに聞いた。

「鎌倉先生は、絶対に論文のテーマをこれにしなさいと押し付けたりしないんです。まず、自分で考えなさい、とおっしゃるんです。そして、何をやるかを決めたら、そのあとは、とことん先生は、私たちに付き合ってくださいます」

このあと、阿部さんは〝視覚障害を伴う重症心身障害児（者）の潜在的視覚反応を知る手がかりの探求——検査法試案の作成に向けて〟という、とても長いタイトルの博士論文を完成させている。これは、「くしゃ金」の修士論文の延長上にあり、「検査法」までを提案したものだ。

2007年、鎌倉さんのもと、この論文で博士課程を終えた。結局、大学院に5年通った。

「鎌倉先生は、ストレートに大学院にいくのも悪くはないけれども、本当に臨床家として疑問が出てくるのは現場からだし、個人的にも臨床に出てから、疑問を持ったときに研究をやれるのがいいんじゃないかなあと思うと、おっしゃっていたことがあります」

OTは、もともと生身の人間を相手にする学問である。実学そのものである。臨床的な経験が無いと、気になるケースとか、気になる現象、疑問などは思いつかないのではないか、ということなのかもしれない。最後に、阿部さんは恥ずかしそうに言った。

「自慢しているみたいで恥ずかしいんですけれど、先生に、阿部さんは天性のOTね、って言われたことがあるんです」確かに、屈託なく、真っ直ぐに患者の子どもたちに向かうことができる阿部さんは、鎌倉さんよりOTらしいOTなのかもしれない。

第8章

念願の4年制大学、大学院設立に奔走する。

1992年4月、広島大学医学部に保健学科が開設された。

広大医学部の保健学科には、看護学専攻、理学療法学専攻、作業療法学専攻の三つがあり、PTとOTにとって初の4年制大学だった

鎌倉さんはこの学科の設立と、そのあとの大学院設立に、とても深く関わっているのだ。

「ええ、関わっていました。それは、……スカウトされたからです、はい。広大が初めて4年制コースの保健学科を作ると決めたときに教員探しをしますね。その中で釣られたというか、まあ、それがきっかけです。もちろん、業界の悲願として〝PTとOTの養成教育を大学で〟というのは、何十年も前からありましたから、一所懸命やろうとは思いました」

しかし、鎌倉さんは、最初からホイホイこの話に乗ったわけではない。

「広島というのは、遠すぎるところだと私には感じられたんですね。それで、何度もお断りはしたんです。3回半断ったって、私はいつも言うんですけど、3回断ったんです。でも、他にいなかったんでしょう、何回お断りしても、舞い戻って来られてしまうんですね」

〝その人〟は都医短まで、わざわざ訪ねて来た。

「まず、こういうときは準備室が立ち上がりますから、その方は、準備室の責任者です。その某教授が、わざわざ、都医短までいらっしゃるんです」

しかし断っても、また、某教授はやってきた。結局、彼は3回来て、鎌倉さんは3回断った。

「ずいぶん熱心に声をかけてくださるので、母がいやだと言えば、いい口実になると思って、

母に相談してみたんです。そしたら、〝いいよ、どこにでも行くから〟って」

母親は、娘にとってよければ、それが一番いいと考えたのだろう。その線は消えた。

「そして、その方が、４回目に医短にいらしたときに、〝せっかく作るんですから、いいものを作りたい。これは美学の問題です〟とおっしゃったんですよ」

その〝美学〟という言葉に、鎌倉さんは、ほだされるのだ。

「私、〝美学〟って言葉に弱いんです。そうか、と思っちゃう。それで心が動いて、〝お受けします〟って、そのとき言えちゃったんです」

言えっちゃったのである。言ってしまってから、言っちゃった自分に、鎌倉さんは驚いた。開設は目前だった。都医短の仕事があるので、すぐにむこうには行けない。でも、開設の準備をしないといけない。カリキュラムも決めないといけない。

「都医短には内緒で、開設の前々年ぐらいから、一所懸命準備しました」

しかし都医短でその作業をするわけにはいかないので、自宅でやることになる。

むこうとやり取りするために、ファックスを買い、板橋区西台の自宅マンションに設置した。

「その頃、ファックスという機械はすごく高かったんです。20万円もしたんです。しょうがないからそれを買いましたね。毎日、ジャンジャン、ジャンジャン、ファックスが送られて来て、しょっちゅうその答えを書いて送り返していましたから。母がそれを見ていて、〝矩子、それだけ働いて、全部タダ？〟と言いました。それは正しい感覚だなあと思いました」

もちろん、すべてタダであった。

実際に鎌倉さんが広大に行ったのは、開設の次の年だった。

「私は専門科目担当だから、専門の人は、1年めはおおむね用がないですから、それで2年以降なんです。ただ、その前からキー・パーソンとか言われて、ずいぶん仕事をしました」

1993年4月から、晴れて広島大学医学部保健学科の教授となった。鎌倉さん53歳。

「行って、よかったと思いました。学生の質がよかったです。賢いですし、まともなものをレポートに書いて出してきます。だから、教員としてうれしかった」

まさしく教師の言葉だ。都医短に7年いて、鎌倉さんは、すっかり教師になっていたようだ。

「広大というのは、昔の高等師範なんです。東日本は教育大、西日本は広大が、昔の高等師範を引き継いだ大学だったんです。なので、教育というものに、めちゃくちゃ熱心なんですね。それと総合大学ですから、いろんな学部の先生方が集まって、侃々諤々（かんかんがくがく）の議論をしながら教育を作っていく、という姿勢があったんです。だから面白かったですね」

高等教育について先生同士が、徹底的に考え、論議し合うのだ。鎌倉さんなら、そういうやりとりが面白かったに違いない。保健学科だけでなく、広大全体が、面白かったようなのだ。

この時期は、日本の大学教育の大改革が始まったときだ。大学教育全体が大きく動いていた。

「それまでは、基本的な筋は文部省が全部統括して、きっちりとしたカリキュラムを決めていたのが、自由度が増して、大学が独自によいものを追求せよ、っていう方針に変わったんです。つまり、今度は自分たちでいろいろと考えなきゃいけない、っていうふうに、切り替わり始めちゃったんです。たまたま、私、教務担当にすえられちゃったものですから、全面的にそこに巻き込まれたんです。そこに首を突っ込んで、目が回りそうでした」

鎌倉さんというのは、どこへ行っても、火中の栗を拾わされるタイプなのかもしれない。都医短時代は学校運営に関係ない一教員だったが、広大では保健学科教務委員長をやらされた。

「それで、大学運営という渦の中で、教育全体を考えなくちゃいけなくなって。私にとっては、そのことで非常に翻弄もされましたけれど、新しい経験でした。今振り返れば、面白かった。でも、そのときは本当に大変だと思っていました。きっと血相を変えていたと思います」

この４年制大学と大学院設立は、30年前からのＯＴ協会の悲願であった。

前にも書いたが、１９８３年の7月から始まった日本作業療法士協会長期展望委員会で、委員長の鎌倉さんは「日本作業療法士協会の長期活動計画について（答申）」を出している。その中の〝よりよい作業療法士の養成のために〟という各論の中に、〝教育制度〟という項目がある。

〝（前略）養成校の増加に伴って作業療法士数は着実に増加し、昭和60年代の前半には４０００人を超える見通しとなった。時代はまさに「量から質へ」変換すべき時を迎えたと言える。

昭和57年（注・１９８２年）５月、日本学術会議は、内閣総理大臣に対して「リハビリテーションに関する教育・研究体制等について」の勧告を行ない、その中で、作業療法士に求められている高い水準の技術と識見を満たすためには、現行の3年制の養成制度を、学校教育法にもとづく4年制大学における教育に改め、大学院課程を付置するように強く求めている。高い水準の技術を身につけるためには、専門科目の充実が基本になる。関連領域の学問の応用にとどまることのない、科学的根拠をもった「作業療法学」の確立が強く求められている現在、単なる即戦力としての技術者養成ではなく、広い教養と識見をもった作業療法士の教育制度の確立が必要である。日本作業療法士協会としては、学術会議の勧告にそった4年制大学制度の実現をはかる努力が急務であろう〟

最初の養成学校ができて約30年。専修学校、各種学校、短期大学を経ての、4年制大学課程の開設なのだ。また、広大医学部保健学科は、スタート時から大学院設立が予定されていた。

作業療法界待望の4年制大学であったのだ。

鎌倉さんから一緒に広大へ行こうと誘われた清水一さんの話だ。

鎌倉さんは1987年8月からOT協会の機関誌『作業療法』の編集委員長を務めているが、清水さんはそのときの編集委員だった。

「鎌倉先生は、日本の4年制大学のシステムを作るということで広大に呼ばれて、そのときに全体のプランニングを彼女がしたんだと思います。それで、お正月だったかなあ、『作業療法』の編集会議のあと、宮前珠子さん（現・聖隷クリストファー大学教授）と僕は、鎌倉先生から、ちょっと話があるから残って欲しいと言われたんです。そのときに、初めて、一緒に大学を作らないか、こんなことを考えている、という話があったんです」

鎌倉さんと清水さんと宮前氏は、東大リハ部時代の同僚である。つまり、鎌倉さんにとって、気心の知れた仲間である。大学を作るのなら一緒にやりたいと、鎌倉さんは考えたのだろう。

清水さんは、そのとき群馬大学医療技術短期大学にいた。

「僕は、日本で４年制の大学を初めて作るという話を聞いて、これは努力のしがいがあると思ったんです。彼女の高級官僚的な行政手腕を知っていましたから。ＯＴ協会での基本的なことは、みんな彼女の構想ですよね。機関誌を作ったのもそうだし、白書も、教育構造のシステムも、学の構造も、学会のシステムも作った。そういう下地作りというか、システム作りは、彼女が全部やっているんです。鎌倉先生が、そういうことができる人であることは分かっている。彼女がやることとやったら、協力してやってもいい、やる意味があるやろうなと思ったんです。大学を作ることは、彼女ひとりでできることではないしね。それで、広大に来ました」

清水さんも、開設から１年遅れて、鎌倉さんと一緒に広大に移った。そして、清水さんは、広大の中で保健学科の教務委員長として奮闘していた鎌倉さんを間近に見ている。

「バックグラウンドが違う人たちがいろんなところから来ていて、その中で教務委員長の鎌倉先生は、一つの考え方で作って行かなくちゃならないので、むちゃくちゃ大変ですね。大学の教授なんかになるのは、大抵、我がままなヤツが多いんです。人と働けないような人たちが教授になってたりするんだけれども、そういう人を相手に、鎌倉先生は正論でやってましたね。

他の先生方に賛同してやってもらうためには、自分が適当にやっていたらみんながついて来ないから、自分の時間をものすごく使って、形が整うまでは、しっかりやっておられましたよ」

人を動かすには、まずは自分が動いて示す。リーダーは、なかなか大変なのだ。寝る時間もないのだ。この時代の、鎌倉さんの〝寝てない〟神話は、何人もから聞いた。

研究室の灯りが夜中もついているのに、朝1時限めの授業に、全く疲れを見せずにケロッとした顔で現れるというものだ。清水さんも、その話に、そうそう、と同意した。

そして、清水さんは、鎌倉さんが広大時代に2回倒れて入院したと話してくれた。

ところが、そのことを鎌倉さん本人に確かめたら、これは清水さんの勘違いのようだった。

「いやあ、私、生涯で入院したのは2回ですけれども、1回は父が死んだその年、もう1回は、国福大に行った冬、肺炎を起こして入院しました。広大にいるときは、入院していませんよ。看護学の先生でそういう方がいらっしゃいましたけど」

と、鎌倉さん。でも、寝てなかったんですよね、と念を押してみた。

「それは、本当だけれども、入院はしてないです。だから、私、思っていましたもん、こんなにハードだけれど、まあ、死にもせず、狂いもせず、よく持っているわって」

またまた、鎌倉さんのメールから。話足りなかったこと。

再び、2010年2月28日に来た、鎌倉さんからのメールから参照したい。

〝一昨日に私は、私の広島時代を、大学運営にエネルギーを吸い取られた時代としてのみ表現したと思います。あたかもほかのことは何もしなかったかのように。しかしまさか、そんなことはありえませんよね。（中略）次に述べるのは私の本来の持ち場である「作業療法」に関して、私が何をしていたかということです〃

インタビュー時は、鎌倉さんは、確かに〝大学運営が大変だった〃話に終始した気がする。だからといって、それだけしかしなかっただろうと、こっちが思っていたわけではない。ただ、研究所のときも、都医短のときも、鎌倉さんがやっていたことは、私のような普通の人間の想像を遥かに超えていたので、質問できなかっただけなのだ。聞き手の、私の力不足だ。

鎌倉さんのメールに戻ってみよう。まず、〝学部生の教育〃について。

〝１９９３年から広島大学医学部保健学科での学部教育を担当しました。どこでもそうですが、１期生というのは不揃いリンゴです。はじめて教室で彼らに出会ったとき、私は、彼らの多く（特に男子学生）の視線が斜めの方向を向いていると感じました。私を意識はしているが正面からは見ない。なんとなく様子を伺っている感じ。

国立の新設学科の学生募集は４月間際なので、他の大学を落ちた学生が作業療法とは何たるかも知らずに受験して入学してきている場合が多い、それが原因だろうと思われました。私はそのとき、「あなたがたの中には作業療法士になんかなりたくない、と思っている人がいるかもしれません。でも特にほかのどこかへ行きたいというのでなければ、そこに座っていらっしゃい。私は皆さんに作業療法士になってほしいと思って一生懸命話しますから、それを聞いてください」と言ったそうです。(後略)〟

背筋をスッと伸ばして、学生たちを真っ直ぐ見つめながら、鎌倉さんは、語ったのだろう。

メールは、まだまだ続く。広大時代の奮闘ぶりだ。

〝一生懸命やろうと心の底から思っていました。先日も言いましたが、彼らの多くは打てば響くところがありました。自分の意見をいうことができ、きちんとした文章も書けました(中略)。担当した授業は①作業療法学概論、②神経心理障害作業療法、③老年期障害作業療法、④(職場の)管理運営、⑤作業療法学研究(共同担当)、の類です。

このうち①③④が私にとって新規の担当です。すでに教科書と呼ばれるものが発刊されていましたが、満足のいくものはなく、教材は全て自分で作りました。大学教育は自分で考える態度を育てることが大切だと考え、discussionをさせたり、課題研究を課したりしました。学生たちはよくそれに応えたと思います。私も、自分の考えや経験をできるだけ話すようにしていました。

「作業療法学概論」は一番年嵩のいった教師が担当するものと相場が決まっていますが、これを担当したことは私にとってプラスにはたらきました。自分の作業療法観をまとめ、言語化するために、一生懸命考えなければならなかったからです。のちにこのときの思考過程を『作業療法の世界』という著作にまとめましたが、恩師の津山先生が、「この本がまとまっただけでも君が広島大学に行った意味があった」と言って下さったのは、正直、嬉しいことでした〟

これが、前に何度も紹介し、引用している『作業療法の世界』という本だ。

１９９６年４月、とうとう広大に大学院が開設された。

大学が開設して４年後、今度は大学院課程が生まれた。正式名称は、医学系研究科保健学専攻（修士課程）。大学院の主な対象者は、看護学、理学療法学、作業療法学課程の修了者、または大学の卒業者である。開設１年目は、定員35名のところ、45人が合格となった。合格者のうち７人が作業療法士養成課程終了者で、７人のうち３人が社会人特別枠の合格者だった。

１９９６年８月号の『作業療法ジャーナル』に鎌倉さんは[*1]〝４年制大学から大学院を目指して〟という文章を寄せている。

それを読むと、広大に大学院課程が誕生する前は、日本全体で見ると、保健医療職の人たちを対象にした大学院は、二つしかなかったようだ。筑波大学の夜間大学院、教育研究科カウンセリング専攻リハビリテーションコース（修士課程）というものと、東北大学の医学系研究科障害科学専攻（修士課程、後に博士課程に改編）である。この二つは、母体の大学に保健医療関連の学部教育課程を持っておらず、ＰＴやＯＴ、ＳＴなどの領域の専門家が教師にいなかった。

しかし、広大の大学院はそれとは違う。医学部保健学科の延長として大学院が設置され、学部担当の教師が大学院でも教える形になっていた。

〝（前略）作業療法教育に関していうなら、作業療法士自らが関与する大学院課程として、国内初のケースである〟と、その文章には書かれている。まさしく、やった！のである。

＊1 鎌倉矩子：4年制大学から大学院を目指して、作業療法ジャーナル、第30巻第8号、649−651、1996

実はその2年前にも、鎌倉さんは、檄文と言えるような文章を書いている。

1994年8月に『作業療法』に掲載された〝学士・修士・博士になりませんか――多様化しはじめた選択肢を利用する方法〟という文章だ。[＊2] これは、とにかくOTに教員資格を持っている人が足りないので、さまざまな方法があるから、学士・修士・博士の資格を取らないかと、呼びかけている文章だ。〝学位授与機構を利用して学士を取得する方法〟、〝保健医療系大学の3年時編入学制度を利用する方法〟、〝伝統的な学士取得へのみち〟、〝修士取得をめざす人のために〟、〝博士取得を考える人に〟と、そのための方法や、場合によっては資料請求の連絡先まで、こと細かく記されている。そして、〝これらの制度を利用して、できるだけ多くの作業療法士たちに学士を、さらには修士や博士を取得してもらいたいというのが、この一文を書く者の願いである〟とまで、鎌倉さんは書いているのだ。まさに、檄文だ。

「大学も大学院も必要だって、思ってましたよ。思ってました、強く！　その文章は、啓蒙のために書いたんです。啓蒙。最初は専門学校でスタートしたでしょ。専門学校というのは、教育体制としてはいろいろ問題がある。当初から、大学教育にできるだけ早く移したいというのが、関係者の悲願だったんです。でも、思いだけがそのままあって、なかなか進展しなかった。けれども、ジワジワと世の中が変わって、短大ができて、そして広大ができたんです。そういう社会の動きがある一方で、先生が足りない、誰が先生になるかが、問題だったんです」

念願の大学ができるということは、先生がたくさん必要になる。しかし、博士号を持っているＯＴは、そんなにたくさんいない。早急に、修士号や博士号を増やさなければならない。

「そのエスタレーターに乗ってくれる人を作らなきゃ、先生が足りない。私は、士気がある人になって欲しかったんですよ。それで、あるとき考えて、これはやっぱり雑誌に書こうと思ったんです。こういうことちゃんと表現しなくちゃいけないと思って、書いたんです」

みんなに、勉強して、先生になってください、ってことなのか？

「そうです。なるためには教師の資格を満たさないといけないから、そのためには大学へ行って欲しい、大学院へ行って欲しい、学位を取って欲しいと、『作業療法』で呼びかけたんです」

＊2 鎌倉矩子：学士・修士・博士になりませんか―多様化しはじめた選択肢を利用する方法、作業療法、第13巻、190-195、1994

しかし、そんなに頑張って開設させたのに、広大にいたのは、たったの8年間だけ。

「最初の学年が学部を卒業するときに次の受け皿の大学院を作って、その人たちが修士を終えると博士と、ちゃんちゃんと進んで、ちょうど博士課程が1サイクル終わったときに辞めたんですね。これで私の役割は終わったし、ちょうど関東へ帰っておいでよという話があったし、母も関東に帰りたがっていることでもあるから、というので帰りました」

と、鎌倉さん。これまたあっさりとした説明である。

つまり、1992年に広大医学部に保健学科を作り、そのとき入学した1年生が卒業したとき大学院へ進めるようにと大学院を作り、その学生が修士を修了すると、博士課程を用意し、彼らが博士課程を修了したときに、一緒に鎌倉さんも広大を卒業（?）したということだ。

再び、鎌倉さんのメールに戻る。お次は、〝院生教育〟について。

〝1996年から大学院課程が始まり、私は「高次脳機能障害リハビリテーション講座」というのを開設しました。志願者の多くはすでに教職についている人たちでしたが、この人々と学卒者の混成群ができあがったことは、講座の雰囲気をとてもよいものにしました。かなり深いdiscussionが可能になったからです。

私自身は論文博士という道を経ているために大学院教育を受けた経験はないのですが、そんなことは言っていられません。院生が自立した研究者になれるよう下準備を支えるのが自分の役割と考え、そのようにふるまいました。文献を読みこなす習慣をつけること、discussionを通して自分の考えを洗練させていく習慣をつけること、研究テーマを探し当てられるようになること、研究計画をたてられること、きちんとした論文を書けるようになることが必要だと考え、そのための助言やヒントを出すことに専念しました。院生たちにとっても、私にとっても、ゼミは本当にたのしく、これでやっと大学らしくなったなあと思ったものです。

私は自分が学位論文を書いたとき（卒業してからです）、指導教官の指導は最初と最後の面談のみだったので、研究指導とはそんなものかとはじめは思っていました。しかし保健学科の大学院に集まった学生たちには、そのような指導方法は通用しませんでした。いくら待ってもテーマはまとまらないし、データの分析もできないし、論文も書けない人が多かったからです。結局私は、学生と並んで机に向かい、一緒に考えながら進むという道をとりました。elbow to elbowという表現があるよと教えてくれた人がいますから、研究指導とは本来こういうものかもしれないのですが〟

そう、鎌倉さんは、学生と肘と肘を付き合わせて、頑張ったのだ。

その他、広大時代に取り組んだこと。再びメールから参照。

まず、研究についてから。

〝あらたな研究を単独に行なう余裕はもうなくなっていました（時間上、気力上）。（中略）都立医短時代にはじめていた実験的研究についてそれを共同研究者が論文化するのを助けることや、OT協会の学術部事業として始めていた脳卒中作業療法の追跡研究をリーダーとしてまとめることや、助手の人たちが行なっている研究を支援することや、院生ひとりひとりの研究を指導教員として支えることや、別の研究機関がたちあげた大型研究の一部を共同研究者として引き受けることなどが主な研究活動となりました。

一方で、作業療法の理念、高次脳機能障害リハの考え方、作業療法研究の方法などについて、講演依頼、原稿依頼を受けることが増えてゆき、そのために文献を読んだり、知識や経験にもとづいてそれらを論考したりすることが増えてゆきました。強いて言うなら、実験的研究を離れ、論説的研究に進んだのがこの時期だったといえます。こういうのを自然科学分野の人々は決して研究と呼びませんが、人文科学系の人ならば、そうすることを厭わないだろうと思います。〟

臨床活動も、可能な限り、続けていた。

〝2、3の病院に出入りさせてもらい、少数の患者さんを診させてもらっていました〟

そして、おもな執筆活動である。

『ADLとその周辺　評価・指導・介護の実際』[*3]（共編著、医学書院）、『PT・OT学生のための運動学実習　生体力学から動作学まで』[*4]（共編著、三輪書店）、『作業療法士のための研究方法入門』[*5]（共著、三輪書店）、『濱中淑彦監修・失語症臨床ハンドブック』[*6]（分担執筆、金剛出版）、『松下正明総編集・臨床精神医学講座21　脳と行動』[*7]（分担執筆、中山書店）。分担執筆の2冊は、神経心理学系テキストだ。

そして、この頃から、教科書シリーズの編者および著者を引き受けるのである。

再びメールからだ。

〝この頃三輪書店のお誘いを受けて、学生のための作業療法テキストの編集を開始しました。他の２名の作業療法士に加わってもらっての共同編集です。独自色のある、質のよいテキストを作りたいとはりきりました。優れた書き手を集めるとともに自らも執筆陣に加わることにしました〟

＊3伊藤利之、鎌倉矩子編著：ＡＤＬとその周辺─評価・指導・介護の実際、医学書院、１９９４

＊4鎌倉矩子、田中繁編著：ＰＴ・ＯＴ学生のための運動学実習─生体力学から動作学まで、三輪書店、１９９４

＊5鎌倉矩子、宮前珠子、清水一：作業療法士のための研究法入門、三輪書店、１９９７

＊6鎌倉矩子（濱中淑彦監）：失語症臨床ハンドブック、金剛出版、648-655、１９９９

＊7鎌倉矩子（松下正明総編集）：失行・失認のリハビリテーション、臨床精神医学講座21　脳と行動、中山書店、608-616、１９９９

そのモーレツな8年間を、ずっと見ていた清水さんの話だ。

清水さんは、二度、鎌倉さんと同じ職場にいて、二度とも、鎌倉さんが先に去って行った。

「鎌倉先生は表立ってのリーダーじゃなくて、裏方的にいろんなことを考えた上で、いろんな配置をやって、自分がいなくても、自然にうまくいくようなシステムを作っているんですね。ちゃんと計画的に下地作りをやって、それが動き出したら、自分が抜けて行くんです。広大も同じように、必要なことはすべてやってから、抜けて行かれた」

そんな鎌倉さんがいなくなると、問題はないのかと訊いてみた。

「そりゃあ、ありますよ。最初の1~2年間は、彼女がいなくても、彼女が作って来たシステムが動いていくんですよね。だけど、そのあと入って来た、彼女と一緒に仕事をやった経験がないような人たちは、もう適当に手抜きしてやっていくので、ガタガタになっていくんですね」

鎌倉さんをずっと見て来た清水さんは、こう言った。

「鎌倉先生にとっては、作業療法は生き甲斐ですよね。彼女は作業療法という制度と一緒に結婚したみたいなもんですね。彼女は結婚しなかった代わりに、仕事と結婚した感じですね」

鎌倉さんが広大にいた8年間、日本の社会福祉制度は大きく変化していた。高齢化がますます進み、ゴールドプランの見直しが行われる。新ゴールドプランだ。

1995年には、精神保健福祉法が成立する。また、ノーマライゼーション7カ年戦略がスタートする。障害者の自立と社会参加が、叫ばれるようになるのだ。

1996年には、リハビリテーション科は標榜科として制定される。標榜科とは、医療法に基づいて、病院や診療所が外部に向けて、堂々と広告をすることができる診療科名のことである。

1997年には、PTとOTに大きく出遅れたが、言語聴覚士法が制定。STの誕生だ。

そして、２０００年は、社会保険制度の大転換期となった。介護保険制度のスタートだ。〝措置から、サービスへ〟と、高齢者に対するリハビリテーションは、より身近なものになった。

医療保険制度では、急性期のリハビリテーションも入院中に実施できる制度に変わり、在宅復帰を目的とする回復期リハビリテーション病棟も創設された。早期にリハビリテーションを受けることが、そのあとの医療費削減や介護負担の軽減につながると分かったからである。

障害者も高齢者も、ただケアすればいいという時代は終わったのだ。その人の残存能力を生かし、できるだけ自分の力で自立できるようにすることが社会福祉制度の骨子となったのだ。

もちろん、増え続ける高齢者のせいで、莫大になった医療費や福祉費を削減することが、一番の目的ではあるけれど、リハビリテーションはますます必要とされるようになった。

鎌倉さんが広大へ行った１９９３年のＯＴの有資格者数は、６４０１人だったが、１９９８年に1万の大台を超え、そのあとも、ぐんぐんと増え、２０００年は1万４８８０人となった。

そして、２００１年３月に、鎌倉さんは広大を辞めた。鎌倉さんは、61歳になっていた。

「鎌倉矩子」を巡る人たち――高畑進一さん

『SHE LOVES YOU…』という、２００１年３月発行の小冊子がある。

鎌倉さんが広大大学院を去るときに、鎌倉研究室のゼミ生たちが記念に作成した文集である。この小冊子を大阪府立大学総合リハビリテーション学部作業療法専攻教授の高畑進一さんにもらった。その中の「矩子語録」に〝昔は総理大臣になりたかった〟というのがあったのだ。

驚いた私は、確かめねばと思い、鎌倉さんにメールした。すると、こんな返事が来た。

〝広大ゼミ生たちが作った文集、やはり勝屋さんの手にわたりましたか。

あれは彼らが目一杯、サービス精神を発揮して作ったものですから、そのおつもりで。鎌倉語録に関しては、少なくとも一箇所、間違いがありますので、いちおうここに書いておきます。「若いとき、私は総理大臣になりたいと思っていた」と鎌倉が言ったと書いている学生がいますが、そういう事実はありません（私がそんなこと言うわけないでしょ、バカモン！）。「若いときは、自分がなりたいものになれると思っていた」と言ったのです。（中略）

若いのに記憶が変容するヤツはいるし、変な英語を堂々と書くヤツはいるし、まったく困った連中です。でもまあ、私は彼らを愛して？　いました〟

「鎌倉矩子総理大臣説」は、きっぱりと否定された。そして、メールで鎌倉さんが指摘した〝変な英語〟だが、たぶん、タイトルと最後の文章のつながりのことである。

もしも、ビートルズの名曲「SHE LOVES YOU」をよしとするなら、その対句である最後のフレーズは〝……and you love her〟だろう。

しかし、残念ながら冊子の最後の文章は、〝and I love her〟となっている。これまたビートルズの名曲である。ビートルズに始まって、ビートルズで終わるという粋な作りなのだが、〝彼女はあなたが好き、そして私は彼女が好き〟では、確かに三角関係みたいで少しマズくないか。

高畑さんは、シャープの営業マン出身の作業療法士である。

高畑さんに会ったのは、２０１０年10月24日。神戸で行われた高次脳機能障害作業療法研究会設立20周年記念大会の会場だった。鎌倉さんの最後の講演を聞きに神戸に行くので、広大の教え子、それも男性の教え子の話を聞きたいと鎌倉さんにお願いしたところ、紹介されたのだ。

香川県善通寺市出身の高畑さんの話しっぷりは、根っからの関西人という感じで、楽しい。鎌倉さんが〝いつも元気な高畑さんしか、思い浮かばない〟と言った意味がよく分かる。

「私ね、普通の大学の文学部心理学科というところを出て、就職したのは一般企業なんですよ。シャープに勤めたんです。営業をやってました。仕事し始めて1年めに、祖父が頸椎損傷になりまして、かなり長い間入院したんです。その病院に、ＰＴとＯＴがいたんです」

高畑さんは、そこで初めてリハビリテーションに出会う。１９８１年のことだ。

営業マンという仕事は、なかなか大変らしい。とにかく毎日が忙しかったそうだ。

「仕事をしていくと、いろいろ悩みが出てくる。自分のやっていることって、世の中に役に立っているのかなと思たりするときもあって、そのときに思い出したんです。自分がちょっとだけ見た、あの仕事って何やったんやろなあと。何か役に立っているなあって、思ったんです」

リハビリテーション室では、患者とスタッフの間に、こんな会話が交わされていた。

〝今日、一日訓練してもらって、ありがとうございました〟

〝明日、またこんなふうにして、頑張りましょうね〟

「なんか、いい仕事だなあと思って。営業だと、そういうことなかったですからね。そのとき、ちらっと、そこの先生に、この仕事って何なんですか？ これどないしたらなれますか？ と聞いたんです。そしたら、ここに学校があります、と言われたんですよ」

そこのリハスタッフのほとんどは、その善通寺病院付属のリハビリテーション学院の卒業生だったらしい。そこで、養成学校が、この病院にあるということがインプットされた。

「就職して2年目の冬に、ちょっと病気をしまして休んだんです。営業の仕事は、肉体的にも精神的にもハードでした。過労のせいで膵炎になったんだと思います。最初は会社を辞めようと思っていなかったんですが、休んでいるうちに、やり直そうかなあという気持ちが、ポコッと出ましてね。実家からリハの学校も近いことだし、入学試験を受けてみようと思ったんです」

高畑さんがPTでなく、OTになったのも、ある意味偶然である。

「受験前に、PT、OTの違いが分からへんので、学校に問い合わせたんです。大学は心理をやっていました、って言うたら、事務官みたいな人が、だったらOTでしょうか？ と。でも、結局よく分からないまま受験して、補欠合格でＯＴ学科に入れてもらいました」

さて、養成学校へ入ってみて、ＯＴについてよく分かったのだろうか。

「ＰＴみたいに、ある技術を身につけて、それを提供するというもんでもない。最初は、ナントカ療法というんだから、そういうふうなものだと思い込んでいたんですよ。だから、いつも、もやもや、もやもやしてました。だけど実習に行って、患者さんをみるじゃないですか。ＯＴだから、上肢の機能障害とか、義手とか、手ですよね。そういうのをやっていると、セラピーやっているんだという気持ちがでてきて、それはすごくやり甲斐があって、いい仕事やなあと」

１９８５年4月、高畑さんは、兵庫県の有馬温泉病院に就職する。

「就職してからも、ずっと、ＯＴがほんまに得意なのは何なんやろなあ、ということばっかり考えました。それが、実は、鎌倉先生に結びついているんです。考えて行き着いたのが、やっぱり『手』だった。それと、もう一つは、脳卒中の多い有馬温泉病院に勤めていましたからね」

そこには、高次脳機能障害の患者がたくさんいたのだ。

「その中で、高次脳機能障害って、ＯＴのやることいっぱいあるなと思ったんですよ。ＡＤＬトレーニング、食事とか、排泄とか、これは絶対にＯＴがやらなあかんなあとね」

高畑さんは、独自に高次脳機能障害とか、ＡＤＬの勉強をし始めた。学会へ参加したり、『作業療法ジャーナル』を読んだりもした。そこに、論文の筆者として、鎌倉さんの名前があった。

難しい分野のはずの論文が、鎌倉さんの文章だと、スッと自分の中に入って来た。

「鎌倉先生の論文は、難しいことを言ってはるのに、何て分かりやすいんだろうと」

高畑さん、鎌倉さんのいる広大大学院へ行く。

高畑さんは、加古川病院に移った1年後の1992年、34歳のときに教員になる。

「声がかかって、やってみようかなと思って、大阪の茨木市にある藍野医療技術専門学校（後の藍野大学）というところに勤めたんです。そこの作業療法の先生をしていました」

高畑さんは、頑張って教員をやった。しかし、数年後、壁にぶち当たるのだ。

「結構、熱心にやったんですけれども、バーンアウトみたいになって。大学院に行って、いろんなことを教えてもらいたいと思ったんですよ。それと、私のいた学校も、いずれ大学化せなあかんから、学位を取らなあかんという雰囲気があったんです」

ちょうど広大大学院が開設されたばかりで、あの鎌倉さんがいた。1997年、広大大学院を受験する。高畑さんは、4年制大出身だったので、そのまますぐに大学院受験ができたのだ。

「広大なら、仕事しながら神戸から通える。それと、鎌倉先生のとこへ行ってみたいなあと」

学費は、銀行から借りた。学資ローンだ。神戸で仕事をしながら、新幹線で広島まで通った。

結局、高畑さんは、修士2年、博士5年、計7年もかかって卒業するのだ。

鎌倉さんから学んだことは、〝ちゃんと考えること〟。

あるとき、高畑さんは研究テーマのレジメを作って、鎌倉さんのところに持って行った。

それを読んだ鎌倉さんは〝高畑さん、本当に考えた？〟と、言った。

「ほんまに膝から崩れ落ちそうになったんです」

図星だった。少しでもごまかして話すと、鎌倉さんは言うのだ。〝全然分からない〟とか、〝もう一度言って〟とか、〝もう一度、本当にあなたの調べたいことをちゃんと言って〟とか。

「自分の中にほんまにストンと落ちてないと、ごまかした説明をするんだと思うんですよ。鎌倉先生は、それをすぐ見破らはるんです」

修士論文の研究テーマを決めるときも、大変だった。

「最初、僕は、本当に実験みたいな、例えば患者さんにテストをして有意な差があるかどうかをやりますといったようなテーマを持って行ったんです。そしたら、鎌倉先生が、〝つまんない、全然つまんない。それで、何が分かるの？〟って」

次に、これならできそうだなというテーマを持って行ったら、〝本当に、そんなことを高畑さん知りたいの？〟と言われる。最後に、高畑さんは自分の気になっていたことを切り出した。

「困りごとの理由を調べたいなと思っているので、聞き取りのインタビュー調査をやります」

鎌倉さんは、やっと言った。〝それ、面白いわね〟。

「めちゃくちゃ、鎌倉先生の手を煩わせたと思いますけれどもね。分析の仕方とか、聞き方とか、インタビュー研究の書き方と言うのを、分かんなかったんですよ、ほんまに」

論文のテーマは、〝在宅生活を営む左側無視患者の介護者が困っていること〟である。

「退院された患者さんのところへ行って、インタビューする。おうち帰ってから、何に困っていますか？　ということを全部聞き取って、まとめる。インタビュー対象者は、私のもとの仕事仲間とか、その人の友達とか、そういうセラピストとかお医者さんとかにお願いして、雪だるま式に症例を紹介してもらって、アポイントメントをとって、訪問してというやり方です」

対象者は左側無視患者である。病院を退院して1年以上経っている患者たちが、家に帰って、どんなことに困っているかを、患者と一緒に暮らす家族に聞くのだ。

半側無視の人たちは病院の中でも、よくトラブルを起こしていた。このまま退院して、一体、家で、地域で、どう過ごしているのだろうと、高畑さんは常々思っていたからだ。

現状の医療制度だと、一定期間経つと退院しなくてはならない。しかし、高次脳機能障害の場合は、問題はほとんど解決されていない。そのまま、ほっぽり出される、ということなのだ。そして、家に帰って、さまざまなトラブルを起こす。これは、高次脳機能障害という病の問題であり、日本の医療制度の問題でもある。そこへ、高畑さんは、首を突っ込んだのである。

この高畑さんの研究は、まさしく質的研究であった。

「最初書いて持っていったら先生の顔色が変わって、〝これは大変だわ、大手術が必要だわ〟と」鎌倉さんに言われたのである。修士論文のときの話である。とにかく大変だったらしい。

「いい論文は書けなかったです。本当に辛かったです。いっぱいいろんな情報をもらったんです。それで、書くんだけれども、もらっている情報が多すぎて、どれを捨てたらいいか分からなくなってしまって。それで、鎌倉先生に、整理をしていただいたんですけどね」

高畑さんがこの論文を書き終えて、発表したとき、かなり、辛辣な質問が次々飛んで来たらしい。あとで、広大の研究科の他の先生からの批判もあった、とも聞いた。

「他の先生の批判の内容は、僕の耳には直接入っていないので分からないのですが、やっぱり、分析の仕方が稚拙だったんだと思います。質的研究を、鎌倉先生が広大でやり始めたときだったんですね。その質的研究というものに、あまりよく慣れてないという先生方もおられたでしょうし、僕自身も、そこで発表したときの論文は、よかったとは今でも思っていません」

そう、高畑さんの研究は、量的研究ではなく、質的研究だったのである。当時、医系では質的研究はまだまだ評価されていなかった。しかし、鎌倉さんは、作業療法には、質的研究が必要だとずっと考えていたのだ。だから、鎌倉さんは、ちゃんと評価してくれた。

〝こういうことをやったのは、高畑さんが初めてですよ。だから敢闘賞だと思いなさい〟


博士論文のタイトルは、〝脳卒中患者の介護者に生じる『困り事』と『介護負担』〟。


まず、高畑さんは、修士論文をもとに、困り事のチェック表を作った。それを右半球障害、左半球障害の人たちのところに行って、介護負担の程度を測った。

「つまり、評価表を作って、グループによって違うかどうかという、ちょっと実験的な手法に持ち込んだんです。対象家族は、１００。５年もかかりました」

サンプル数が１００家族と聞いて、私は驚いた。ひとりの博士論文のために、聞き取り調査に協力してくれる半側無視の患者の家族が、そんなにたくさんいるのか、と思ったからだ。

「とても、多い症状です。左片麻痺の３割ぐらいにあります。原因は、もちろん、脳卒中です」

かつての死因の第1位だった脳卒中になる人の数は、相変わらず多く、命は助かるようになったが、半側無視という障害を持つ人が多いということか。

「それは間違いがないと思います。脳出血とか脳梗塞だけじゃない。例えば、事故で頭部外傷の死亡者数が、以前は年間1万人と言われたのが、今は年間６０００人ぐらいになってますでしょ。４０００人は救命されているわけです。そうすると、遷延性の意識障害とか、高次脳機能障害が残ったまま、命は長らえているけれども、障害は残っている。そういうことです」

高畑さんがこの博士論文に格闘している真っ最中に、鎌倉さんは広大を去る。

「僕の大学院の3年めですね。でも、そのあと、わざわざ広島まで、指導に来てくださったんですよ。論文指導教官は、八田達夫先生、最後は村上恒二先生という整形外科の先生に預かっていただいて、結局、３人の先生に面倒をみてもらっているんです」

ふーむ、鎌倉さんは、広大院生の指導のために、わざわざ、広大まで来ていたのだ。全くもって、頭が下がる。それだけではない、高畑さんには、こんな心痛む思い出もあった。

「修士論文を年明けに出さないといけないときに、お兄さんがお亡くなりになったんです」

１９９９年1月に、鎌倉さんが尊敬していたという、あの長兄が亡くなったのだ。

高畑さんたちの修論の締め切りは、迫っていた。そこへ、鎌倉さんから連絡が来た。

〝今から信州に帰ります。明日の○時には帰ってきます〟

「ただでさえ年明けのお忙しいときで、今から信州に帰ると、でも、明日には帰ってくるので、それまでに論文を直して送っておいてくださいって。あのときは、ほんまに、自分が情けなかった。こんなに手がかかる、おっさんの学生でねえ、申し訳なかったです」

鎌倉さんに東大の衛看を勧めた長兄は、父親が倒れた翌年に脳梗塞で倒れていた。それまでは進学校の教師をしていたが、1年以上の長期入院して、定時制高校の教師として復職し、そこを定年まで勤め上げた。そして、67歳のとき再び倒れて、帰らぬ人になったのだ。

鎌倉さんは、その長兄が最初に倒れたときのことを、あるとき、たんたんと話してくれた。

「兄の障害は、片麻痺が主で、いわゆる高次脳機能障害はありませんでした。でも、兄が発病したとき何を思ったかと言うと、発病前の兄と違うんですよね。もう決してもとの凛々(りり)しい兄には会えないんだ、って思って、その悲しみは本当に深かったですね。家族というのは皆、こういうふうな気持ちで、患者さんと一緒に暮らしているんだろうなあと思いました」


そして、〝広大・鎌倉矩子伝説〟だ。

「広大の学生さんだった人から聞いたエピソードがあるんです。お医者さんとか、脳の専門家とかの高次脳の研究会があるじゃないですか。そこで鎌倉先生が講演しはったときに、脳に詳しい先生が〝そのような症状は脳のどこに問題があるのか〟と、質問しはったそうです」

たぶん、いくつかの症例について、鎌倉さんは話したのだろう。

「普通、そんな質問されたら、〝すみません、見てません〟と言うじゃないですか。でも、鎌倉先生は、きっぱりと、〝私はそういうことをしていません。それはあなたたちの仕事です。私たちの仕事ではありません〟と答えたそうです。とってもかっこよかった、って言うてました」

鎌倉さんは、自分のホームではなく、アウェイの研究会へ行って、堂々と私はＯＴであると宣言したのだ。

ＯＴは、患者が、今、困っていることを探し出し、作業という訓練を通して生活に戻していくのが仕事だ。起こっている症状によって、どこの脳がやられているかを類推することはあるかもしれないが、医者のようにどこの脳が損傷したかを原因追及することが仕事ではない。ましてや、脳の同じところを損傷していても、人によって現れる症状は違う。現れた症状について患者と一緒に考え、訓練するために、ＯＴがいるのだ。

そんな話をしていたとき、突然高畑さんが叫んだ。

「今思い出しました、10年というのを。〝高畑さん、一つのことをやるのには10年かかるのよ。だから、これからあなたが本当にできることは、一つか二つぐらいしかできないのよ〟。それを、博論を出す前ぐらいに言われました。だから、〝一つのことにこだわったら、それを絶対に放しちゃダメ。ずっとやり続けなさい。そして、それで、ある程度人に対してものが言えると思ったら、手放せばいい〟と。思い出しました。何でこんな大切なことを忘れているんだろう」

第9章

バーバラ・ウィルソンの事例集と質的研究のこと。

鎌倉さんが、〝私は一つだけ、翻訳をやっているんです〟と言った本のこと。

あなたは、『事例でみる神経心理学的リハビリテーション』[*1]（バーバラ・ウィルソン著、鎌倉矩子・山﨑せつ子訳）を読んだだろうか。

専門書らしいのだが、まるでミステリーを読んでいるような、そんな面白さがある。こんなことを言うと、リハビリテーションの専門家たちには笑われるかもしれないが、人の記憶の不思議、人がものを認知するときの不思議、人が生きているということの不思議が、いっぱい詰まっている。読みながら、私の大して優秀とは言えない脳の働きに思いを馳せ、何とかそれなりに頑張って機能しているじゃないかと、自分勝手に感嘆したりもした。

私は、鎌倉さんに2回目にインタビューをしたあと、この本を読んだ。そのとき、鎌倉さんは、〝私は一つだけ、翻訳をやっているんです〟と言って、この本のことを話したからだ。

実際に、鎌倉さん自作の鎌倉矩子略年表には、1990年以降の翻訳はこの『事例でみる神経心理学的リハビリテーション』しか書かれていない。

けれど、略式年表をよく見ると、それ以前に、鎌倉さんは翻訳をかなりたくさん手掛けていることが分かる。就職してすぐの整肢療護園時代から、つまり1963年頃からやっている。

「やってました。でも、止めた。止めた理由の一つは、書いてあることがつまんないからです」

3回目のインタビューのとき、白状した。鎌倉さんのいつもの〝つまんない〟である。

「最初に翻訳したのは、アメリカのOTの教科書ですね。世界中見渡しても、それしかOTのテキストブックは無い、というような時代です」

『ウィラードとスパックマンの作業療法(Willard and Spackman's Occupational Therapy)』だ。ウィラードとスパックマンというのは人の名前で、この教科書の最初の著者だ。この本は今も、そのタイトルを引き継ぎ、後継者の手によって改訂が重ねられている。

鎌倉さんは仲間とともに、1965年発行の改訂3版から翻訳したらしい。

1975年刊行の翻訳本『ウィラードとスパックマンの作業療法』(協同医書出版社)の4版を見せてもらったが、実に立派な布張りの装丁本で、何と1万円！　とあった。今だと10万円といったところか。当時のOTは、これを何とか手に入れて、勉強したのだ。すごい！

「それが最初の翻訳で、あと、運動障害系に関心があったので、その頃世界中で流行っていた、神経生理学的テクニックというのがあって、その関係の翻訳があったりしますね。津山先生が、これを読んでご覧とか、訳してご覧とかおっしゃって、そういう関係で翻訳したんです」

『Ruskリハビリテーション医学』(医歯薬出版)、『脳性小児麻痺機能訓練の実際』、『神経筋促通手技』、『感覚統合と学習障害』(すべて共訳、協同医書出版社)といった本である。

*1 バーバラ・ウィルソン(鎌倉矩子・山崎せつ子訳)：事例でみる神経心理学的リハビリテーション、三輪書店、2003

しかし、どちらも、止めた。どうしてか。

「作業療法の教科書のほうは、面白くなかったです。身体障害と精神障害のふたつの柱があって、身体障害についてはこういう障害がありますという説明があって。動きが悪い関節があれば、その関節がよく動くような作業を与えましょう。織物ならば、シャトルをこう通して、こう通して、そうすると肩の関節が内転して、肘が伸展して、だから肩の水平内外転の訓練に役立つし、筬を引くと肘の屈伸に役立ちますとかね。そんなような内容」

そりゃあ、そうじゃん、と、鎌倉さんは言うのだ。

「その先の面白さがないですよ。もうひとつの運動系のほうは、その頃流行っていたから理解しないといけないというんで、勉強もし、翻訳もしましたけれど、結局、これはＰＴだと」

ボバース法のときと、全く同じ理由である。翻訳を止めた理由は、もう一つある。

「翻訳ばっかりやっているようじゃあ、恥ずかしいと思ったんです。本というのは、自分で書けるようにならないといけない。いつかはそうなりたい。そういう気持ちはあったと思います」

しかし、鎌倉さんは、外国の文献を読むのを止めたわけではなかった。鎌倉さんの著書を読むと、参考文献の量は並大抵ではない。すごい数の外国の文献に目を通していることが分かる。

「ええ、はい、それは自分のためです」と、鎌倉さんはきっぱりと言った。

しかし、『事例でみる神経心理学的リハビリテーション』だけは特別だった。

この本の英語版は１９９９年に刊行されている。鎌倉さんは、それ以前から、この本の著者、バーバラ・ウィルソンの名前を知っていた。

「私たちの世界というのは、いろんな科学系の雑誌に目を通すのが職業習慣ですけれど、割と早くから、この人の名前は私の中にインプットされていました。それに、この人の本は、既に2冊、日本で翻訳されて出ていましたから、まあ、よく知られた名前でもあった。有名です。洋書の輸入会社から、定期的に新刊本の宣伝が来るんですよ。その中にこれがあったのかな」

原題は『Case Studies in Neuropsychological Rehabilitation』だった。

「あのウィルソンだと。ケースだと。私はケーススタディにとても興味があったので、すぐに読んでみたら、すごくいいと思ったんです。なりたい私に近いものが、書かれていたんです」

それまで外国の論文を読んでも大抵〝つまんない〟、本場のアメリカに行っても、〝何も学ぶべきものはなかった〟と思ってきた鎌倉さんが、この本の中に〝なりたい私〟を発見した。

それは、とてつもない事件だと私は思う。

鎌倉さんが書いた『事例で見る神経心理学的リハビリテーション』の序文に、こうある。

〝かねてから高次脳機能障害リハビリテーションにおける事例研究の重要性を痛感していた私は、WilsonのCase Studiesが出版されたと知るや、すぐにそれを読んでみずにはいられなかった。そして深い感銘を受けた。印象深い20の事例は、記憶障害だけではなく、神経心理学の全域に及んでいた。そのひとつひとつについてWilsonは、患者との出会いの経緯、検査の内容、訓練もしくは実験の考え方・手続き、患者の反応、そして長い年月にわたる経過をつぶさに記していた〟

「私が器用だったら、教育と臨床を同時並行でバンバンということもあり得るでしょうけれど、臨床のほうにあまりエネルギーを振り向けることができなかった。ある病院にお願いして、共同担当で、細々と臨床を続けてはいましたが、気が済むまではできていないんです。一つ一つのケースをきっちり最後まで担当し遂せるには3〜4年かかります。3〜4年患者をみていれば、この人はここが終点だなってところが、大体分かります。そういうふうに終点だなって思えるケースが10例できたら、本当に幸せなんだけどな、っていう気持ちがありました。けれど、それを実行できないまま、私の職業人生は終わりを告げつつあったわけですよ」

これは、鎌倉さんがやりたかったのに、できなかったことだった。

鎌倉さんは60歳になっていた。そこに、このウィルソンの事例集が登場したのだ。

「高次脳機能障害系で臨床的経過を詳しく記録したものって、意外と少ないんですよ。症状について書いた医者の論文は、山ほどあります。ですけれども、いわゆる治療的なアプローチをしたもので、その結果をきっちりと書き留めたものって、意外と無いんです。そういうものはとても脳障害系には必要だと思っていましたから、その点で価値が抜群にあると、私は思った」

この本には、上手く行こうが、行くまいが、その先まで、つまり結果まで書かれていたのだ。

「そっくり真似しろって言うんじゃないんです。ケースの意味っていうのは、そこに考えるヒントがたくさんある、示されているから、応用を促すという、そういうところだと思いますね」

このウィルソンの事例集は、見事にその思考過程と方法論、そして結果が記されている。

「脳障害系のリハビリテーションのやり方というのは、アプローチが素人っぽいんですよ。できないことをとにかく、反復練習させようとする。そういうのって、プロフェッショナルじゃないと思うんです。問題をちゃんと分析できて、アタックする方法を自分で考えて、それを試して、ちゃんと結果を分析して、良いか悪いかを自分なりに判断をつけて行ってこそ、プロとしてのアプローチだというふうに思っていますから。この人は臨床心理士で、私はＯＴですから、やっていることは同じではないです。だけど、考え方というか、方向はとてもよく似ていて、この人は私のやりたかったことを実現したということが分かったんです」

「いい内容だと思った。これは他の人に読んで欲しいと思った」と鎌倉さん。

「広大の私のゼミで、英語のまま、皆でこれを読みました。院生に、輪番で読ませたんです」

原書を学生に割り振り、受け持った章の内容を要約発表することを課題としたが、大抵の学生はまず翻訳してから要約にとりかかっていた。

鎌倉さんは、学生に意欲を持たせたかったのだろう。三輪書店に、学生たちの翻訳を下訳に使って出版できないかと、打診する。しかし、当時の社長だった三輪さんは難色を示すのだ。

「最初に、学生のメモをお見せしたんですけれど、よしましょうよと。院生のは、翻訳という観点から見ると、適切とは言いがたい。その気持ち分かります。医療系には、翻訳出版というのは結構あるんですが、翻訳がよくないのが多いんですよ。不正確である、日本語が悪い、って言ったら失礼ですけれど、そういうのがたくさんあって、そのまま出ている本が山ほどあるんですね。それは、いいことじゃないと三輪さんは思っていたし、私もそう思っていた」

それで、まず、三輪書店が、留学経験者何人かに下訳を頼むことにした。

それを鎌倉さんが、目を通して、手を入れる。最初の段取りは、そう決まった（実際は、当時鎌倉さんの助手をしていた山﨑せつ子さんと鎌倉さんが順次目を通し、手を入れた）。

「それで出してもらうことになったんです。たぶん、三輪さんは翻訳ものを出すことは気乗りじゃなかったと思います。私と多少腐れ縁があるので、仕方が無いと思ったんだと思いますよ」

〝そうだったんでしょ？〟と、突然、鎌倉さんが同席している三輪さんに聞いた。

「僕、翻訳本を出すのは、あんまり好きじゃないんですよ。専門職なんだから、自分で、英語で読めばいいじゃない、って思うんです。絶対にそっちのほうが分かりやすいはずなんだよね」

と、三輪さん。鎌倉さんも、これに同意した。

「その通りです。私もそう思っていたんです。私が、昔、翻訳を止めた理由に、それがあります。プロなんだから、自分で読めばいいじゃないって。だけど、追々、分かってきたんですけれど、三輪さん、世の中には英語力が追いつかない人がいるんですよ」

鎌倉さんは、そういう人たちにも、この本だけは、どうしても読んで欲しかったのだ。

突然だが、『事例でみる神経心理学的リハビリテーション』は、質的研究かと訊いてみた。

「あのぉ、質的研究というのは、とても広い概念なのですが、これは事例研究です。事例研究も、質的研究の一つです」

鎌倉さんは、ちょっと、いぶかしげにそう言った。ここで、質的研究について突然取り上げるのは、私の思い込みのせいかもしれないが、鎌倉さんがずっと質的研究にこだわって来たことが、ウィルソンの事例集と間接的ではあるけれど、深い関係があると思ったからだ。

この『事例でみる神経心理学的リハビリテーション』が、鎌倉さんの考える質的研究の一つであり、ウィルソンの対象を見る目が、鎌倉さんの言う質的研究の態度と同じだと、私が勝手に思ったからだ。また、その質的研究の態度、研究の結果を導き出すまでの課程が、プロの臨床家に必要不可欠な思考方法だとも思ったからだ。

鎌倉さんは、この本の序文にこう書いている。

〝印象深い20の事例は、記憶障害だけではなく、神経心理学の全域に及んでいた。そのひとつひとつについてWilsonは、患者との出会いの経緯、検査の内容、訓練もしくは実験の考え方・手続き、患者の反応、そして長い年月にわたる経過をつぶさに記していた〟

これは、正しい臨床家の態度でもあるが、鎌倉さんがこだわっている質的研究に取り組むときの態度でもあると思うのだ。この話は、私の筆力ではうまく説明できる自信が全く無いのだが、大切な話だと思ったので書いてみることにした。お付き合いいただけるとうれしい。

質的研究について、鎌倉さんは２００１年に１回、２００２年に２回と講演を行っている。そのうち２００２年11月の講演が、すでに１回参照しているが、〝保健学と質的研究―質的研究に胡散臭さを感じる人に応えて―〟という広大保健学科ＦＤ研修会で行ったものだ。同タイトルの論文は、翌年、「広島大学保健学ジャーナル」（前出）に掲載されている。[*2]

この論文は、実に鎌倉さんらしい語り口で始まるのだ。

〝質的研究になじみのない人々にとって、質的研究はなにやら胡散臭いものに見えるらしい。私はかつて、「質的研究？　ケッ」とある人がつぶやくのを聞いたことがあるし、その声は今も耳に残っている〟

＊2 鎌倉矩子：保健学と質的研究―質的研究に胡散臭さを感じる人々に応えて、広島大学保健学ジャーナル、第2巻第2号、4-11、２００３

2回目の取材のとき、私は、何度も同じ質問を繰り返していた。

ブルンストロームの論文に出会ったとき〝まっさらに真っ直ぐに見れば、何かが分かる〟と、何故、思ったのかという質問だ。普通なら、ブルンストロームの導き出した結果に、ただ感心するだけだろう。それなのに、仕事を初めてわずか2年めの新人だった鎌倉さんは、その論文から、臨床家の仕事の本質を読み取った。そのことに、私は、いたく驚いたからだ。

そのときに、鎌倉さんから、質的研究の話がヒョイと飛び出した。

「あのね、どうして真っ直ぐに見たいと思っているかと言うと、真っ直ぐに見ることでしか、自分らしい仕事ができないし、面白いことも分からない、面白いことにも出会えない、っていうふうに気づいたせいだと思います。例えば、手の類型分析をやっているときにも、いろいろな知識に災いされると、まとまらないんですね。映像を純粋に見ないと、分からない。そうして見ていると、すごく面白い。だけど、手の最初の論文を『リハビリテーション医学』という雑誌に投稿したとき、一年間その論文を発表してもらえなかったんです」

鎌倉さんは、都老研でやっていた「手」の研究の中で、手の把握の類型化について一段落したときに、そこだけを論文にまとめて投稿したのである。しかし、なしのつぶてであった。

「医科学の価値基準から言うと、あの研究論文は科学的とは言えないですね。それで、編集委員のひとりが、強行に反対して、編集委員長が困っちゃって、1年間自分の机の上に置いたんだそうです。でも、最後に、これを載せないのはまずいのではないかと思ったらしくて、編集委員長の判断で採用されたんです。つまり私がやろうとしていたことは、主流からは受け入れられないことが結構あったんです」

そのとき、鎌倉さんの投稿した研究は、どうやら質的研究といわれるものだったのだ。

実証主義の医学系の人から見ると、質的研究は研究ではなかった。

「その理由の半分くらいは、医系の影響ですね。リハビリテーションというのは医学の影響をかなり受けていますから。臨床医学の考え方として、1例が語る意味は小さい、そう捉える伝統があるんですよ。統計学的な有意差が確認されていないものは、意味が無い。そういう考え方が、ものすごく叩き込まれているんです。例えば医師に、そして、私たちセラピストも」

簡単にいうと、当時は、医学や保健領域の研究は科学的に実証できるもの、エビデンスがあるものでなくてはならないとされていた。そのためにデータを数量化し、確率論的な検討を経て、結論を導くという方法をとってきた。それを量的研究という。つまり、量的研究でないと、研究として認められないということだ。これは、30年以上経った今も、まだ続いているらしい。

しかし、それを研究のすべてとすると、例えばひとりのベテランのOTが積み上げた知識や技術を、他のOTたちに伝えていくことができなくなる。そう、鎌倉さんは思うようになる。

「臨床の現場では、1例、1例、全部違うんだから、数量化なんかできないんですよ。特に生活という観点を取り入れたときには」

病名は同じでも、人はひとりひとり違う。その人に現れる症状も違うし、その人が生きていくために必要だと思われる作業も違う。その違うということは、数量化したり、確率論だけで語れるものではない。しかし、そこがOTにとって一番大事なことのはずだ。

鎌倉さんが、ウィルソンの事例集を評価する理由の一つに、そこがあると、私は思う。

「質的研究が、意味が無いということになると、リハビリテーション技術についての知識が蓄積されていかないですよ。蓄積されていかない状態だから、患者が目の前に来たとき、苦手なことは一所懸命頑張りしょうねとなってしまう。素人っぽくね。もちろん、それで多少よくなる部分はあります。だけど、それじゃあ医療費の無駄遣いというか、隣のオバさんがやっても同じみたいな感じがして、それは私にとっては好ましくないことですね」

〝ＯＴはプロフェッショナルでなくてはならない〟と鎌倉さん。

整肢療護園で、これでは役立たずの人間だと泣いたときから、鎌倉さんは、そう思ってきた。アメリカで見たＯＴたちも、鎌倉さんにとって、プロフェッショナルとはいえなかった。自分でやるしかないっ、と思って日本に戻った日から、鎌倉さんは、自分が選んだＯＴという仕事を、プロの仕事にするために、日々、励んできたのである。

だから、分からないことを分かりたいと思い、自分なりに徹底的に観察し、推論を立て、考察まで持っていった。それは、鎌倉さんにとって、とても自然なことだった。しかも、自分が導き出した考えを可能な限り普遍化するために、さまざまな手だてを考えている。

観察する手の動作を、国語辞典の中から選び出す。自分ひとりで観察するのではなく、複数人に観察してもらう。観察した結果を、自分が立てた推論で細かく分類し、類型を探し出す。

鎌倉さんは観察的実験であったけれども、結果をなるべく普遍化し、他の人にも役に立つ知識にしなくてはならないと思って、やっていた。

「そうなんです。その頃、私が何も知らずにやっていたその研究手法は、そのあとブームになる質的研究のやり方と非常によく似ているんです」

投稿して1年後の1978年、やっと『リハビリテーション医学』に鎌倉さんの論文〝健常手の把握様式─分類の試み〟[*3]は、掲載された。それから30年経った。数値に頼らない研究には質的研究の名が与えられるようになり、それを手がける人も少しずつ増えてきている。

「ようやく、楽に呼吸ができるようになったんですよ。そういうこともあるから、自分が見たものは、ちゃんと発表していかなきゃいけないんだと思うんですね」

自分が見たものとは、〝まっさらに真っ直ぐに見て、自分が分かったこと〟である。

*3 鎌倉矩子：健常手の把握様式─分類の試み、リハビリテーション医学、第15巻第2号、65-82、1978

保健医療の臨床家が持つ「研究疑問」には、二つのタイプがある。

そう、鎌倉さんは例の論文〝保健学と質的研究─質的研究に胡散臭さを感じる人々に応えて〟（前出）に書いている。

また、話がそれたように思うかもしれないが、質的研究においてとても大事な話だ。

鎌倉さんは、学生の論文指導のときに、その学生の「研究疑問」を一番大事にしてきた。

「研究疑問」というのは、高畑さんが何度も鎌倉さんに聞かれた、〝それが、本当にあなたが知りたいことなのか？〟という、問いそのものである。

「研究疑問」のひとつは、例えば〝介入法Ｘは患者の状態を変えうるか〟という疑問だ。この疑問を鎌倉さんは、「命題検証型疑問」と名付けている。この「命題検証型疑問」は、「仮説検証型研究」になる。これが量的研究である。

量的研究は、たいていは集団を相手にするので、個人差の問題は無視される。

もうひとつが「絶対疑問型疑問」だ。これが、鎌倉さんが大事にしている疑問だと思う。

〝事象Ｘとはそもそも何なのか〟という、疑問中の疑問、とにかく分かんない、いくら考えても分かんない疑問のことだ。しかし、目の前で問題が起こっているのだから、分かんなくても、分からなくてはならない疑問だ。このタイプの疑問は、「命題検証型疑問」と違って、分かんないのだから、仮説を立てようがない。じゃあ、どうすればいいのか。

まず、ふさわしいと思われる観察、または情報収集の方法を探し出し、とにかく徹底して情報収集にあたらなければいけない。そして、そのすべてを検討材料にし、整理し、互いの関連を吟味し、そこから、自分なりの見解を引き出さなくてはならない。

これを鎌倉さんは、「仮説生成型研究」としている。量的な研究と違い、個々の情報を一つ、一つ、拾い上げ検討する作業である。推論をよりどころにするため、人によっては、ここから生み出される結論を胡散臭いと思うこともあるかもしれない。これが、質的研究である。

質的研究は、結構、手間も時間もかかるし、かなりの思考力と分析能力が必要となる。

質的研究の研究過程が、OTの仕事そのものではないかと、私は気づいた。

私と鎌倉さんとの間で交わされる会話の中で、この質的研究の話とウィルソンの『事例でみる神経心理学的リハビリテーション』の話が、どんどん重なってきたのだ。

ウィルソンの話にいったん戻ろう。私が、この本の一番どこに惹かれたかを訊いたとき、鎌倉さんは、自分で書いた『事例でみる神経心理学的リハビリテーション』の序文を読み上げた。

「このときはこう思ったんですね。〝ここに書かれてあるのは必ずしも成功物語ではない。患者は自立に至ることもあるが、そうでないこともある。自立を得たとしても、その生活は厳しさと哀切に彩られている。Wilsonの真骨頂は、その中でなお、患者に対するヒューマンな思いと科学的な手続きへの志向をしっかり保ち続けている点にある〟この部分ですね」

「これも、私、今もそう思っているんですけれど、〝私にとって、もっとも印象的な箇所は、エラーレス学習がエラーフル学習よりもはるかに効果的だということを発見するくだり〟。一夜にして自分の臨床的な態度が変わったと書いてありますよね。あそこがすごく好きなんですけれど、〝そして、それでもなお、新しい患者に出会うたびに、この人にはどちらがよいかと確認するくだりである〟。だから、ドラマティックな変換があったんだけれども、それにしがみつかない、でも更新し続けるっていう態度、これも好きですね」

まさに、先入観を持たずに、まっさらに真っ直ぐに見る、鎌倉さんの態度と同じだ。

このとき、私は、〝鎌倉さんは先入観を持たない人なのか〟と、訊いてみた。

「先入観はありますよ、常に。誰だってそうじゃないですか。でも、それが危ないと思っています。それは戒めなくてはいけないと思いますけど」

と言って、今度は臨床と科学の話を始めた。この話が、再び質的研究の話につながるのだ。

「科学はノンヒューマンで、臨床はヒューマン、と。そういうふうに、臨床と科学って、別個のことだって思っている人が多いと思うんですけれど、本当はそうじゃない。それをうまく交差させるのが、一番面白いところだし、大事なことだなって思うんですね」

これも、ウィルソンの視点である。そして、臨床家としての態度とも言える。

「私のゼミに入って来た人たちを見ていると、そのへんの交差点が自分で見つけられなくて、もやもやもしている。それをどこかで、科学的な目で人間現象を見るというとっかかりを見つけてもらわなきゃいけない。それができるようになるのに、だいたい1年ぐらいかかりますね」

ここからの話は、研究テーマを設定するときの研究者――院生の態度についてだ。

「院生たちは、大雑把にくくって、科学っぽい見かけの研究を仕立てようとする人か、漠然とした思いを抱いて、もんもんとして全く出口が見つからなくて困っている人か。そういう人が多いと思います。問題意識が漠然としてしまうんですね」

例えば、作業療法は効果があるのか、なんていう漠然としたテーマが出て来る。

「私はそんな漠然としたテーマは、何にもならないと思っているんですよ。目の前にこの患者がいて、このことを困っている、この理由は何なのか、どこを動かせば事態が変わる可能性があるのかを考えていかないと、問題は解けないと思っているんですね」

うん？　これは、臨床家としての態度としても大事なことである。最初にお題目があるのではなく、目の前に症例があるということは、ウィルソンが事例集で示していることでもある。

「だから、しょうがないんで、学生には、いつも現実の患者さんのところまで話を持って行って、そこからテーマを設定し直してもらうことをしていました」

鎌倉さんは、もしかして、論文指導をしながら、最終的には、臨床家としての態度を指導していたのではないかと、私は思い至った。

ひとりの超一流の臨床家が伝えられる症例は、たったの20例であった。

ウィルソンは『事例で見る神経心理学的リハビリテーション』で、２００３年英国心理学会出版賞を受賞した。この本を読んでいると、精神科医やＯＴやＳＴといったセラピストたちがたくさん出てきて、ウィルソンと一緒に治療を行っていることが分かる。

私は、最初、イギリスは、こんなふうにリハビリテーションが行われているんだと思い込んだ。ところが、鎌倉さんは、イギリスだからではなく、ウィルソンが超一流の臨床家だからだと教えてくれた。彼女は、イギリスでも特別な存在だったのだ。

そんな彼女でさえ、仕事人生でみることができたのは６００症例ぐらいだったと書いている。そのうち、実例集としてまとめられたのは、20例だ。たったの20例なのである。

ひとりの一流の臨床家が、他の人に伝えられるものは、そのぐらいなのである。

鎌倉さんは、最後までし遂せる症例が10例ぐらい持てたら、本当に幸せだと思う、と言った。ことほどさように、この世界は奥深い。それは、ひとえに、リハビリテーションのセラピストは、その人の部分ではなく、丸ごとをみるという職業だからだ。

〝質的研究の長所は何と言っても、〝データへの浸り込み〟によって深い分析が得られる点にある。これにより研究者は、〝思いもよらない事実〟、〝思いもよらない考え〟に気づく可能性に恵まれる。実際、質的研究を行う者のよろこびはこの1点にかかっていると言ってよいだろう〟

これも鎌倉さんの論文〝保健学と質的研究─質的研究に胡散臭さを感じる人々に応えて〟からの抜粋だ。

ウィルソンの『事例で見る神経心理学的リハビリテーション』にも、そんな気づきがたくさん溢れていると、私は思う。

「この本は、世間に、自信を持ってというより、読んで欲しいと言えますよ、うん。私にとっては、特別な本ですね」

〔「鎌倉矩子」を巡る人たち――三輪敏さんと宮井恵次さん〕

三輪敏さんは、長い間ＯＴを外側から見つめて来た。

現・ＣＢＲ社長である三輪さんが、〝鎌倉矩子という人の本を書く気はありますか？〟と声をかけてくれたとき、〝ただし、鎌倉先生が、受けてくれればの話です〟とわざわざ付け加えた。何故、そう付け加えたのかは、今なら分かる。鎌倉さんは、もともと、自分のことについての本など、全く出す気は無かった。古くからの付き合いのある三輪さんからの依頼だったから、仕方なしに、〝まな板の上の鯉〟になることを承諾したのだと思う。

三輪さんは、たまたま就職した出版社で出会ったリハビリテーションというものの担当編集者になり、独立したあと、今も続く『作業療法ジャーナル』を発刊し、さまざまな教科書や書籍を出版し、ＯＴの後方支援をしてきた人だ。

彼は、この本の企画意図を私にこんなふうに説明した。

〝どんなものにも、必ず目指すべきモデルが必要だと思うんですね。そうじゃないと、成熟していかない。誰もが、鎌倉先生のようにはなれるわけではないけれど、ＯＴの目指すべきモデルとして、次に続く若いＯＴたちに、鎌倉先生のやったことを紹介したい〟

そして、この本の取材が始まって半年ほど経った頃、三輪さんは、この仕事を、自分の最後の仕事にするつもりだと、告白したのだ。私は、どうやら、鎌倉さんだけでなく、三輪さんの卒業式に立ち会うはめになったらしい。それを知った私は、ズシンと重い荷物を背負ったような気分になった。今もその気分はずっと続いている。

三輪さんは、1970年、医学系出版社として当時も有名だった医学書院へ入社する。

三輪さんは、1945年生まれ。ちょっと鎌倉さんが、眉間にしわを寄せそうな話だが、早稲田大学時代に、かなり学生運動の洗礼を受けたあと、医学書院に入る。入社してすぐに担当させられたのが1964年に創刊された『リハビリテーション医学』という、日本リハビリテーション医学会の学会誌だった。

「リハビリというのは、60年代から70年代にかけて、冬の時代が長かったんです。リハビリテーション批判の運動もありました。学会誌が出て7年目に入ったときに、担当したんですね。まだ、冬の時代です。その頃は、年4回出ていて、そのあと月刊になっていくんだけれど、僕はクォータリー（季刊）のときしかやっていない」

だから、鎌倉さんの〝質的研究論文1年間机の上留め置き事件〟を知らない。そのあと『作業療法ジャーナル』の前身である『理学療法と作業療法』という雑誌の担当に変わる。

「1967年創刊です。こちらも医者の学会誌並に、資格制度と同時に創刊しています」

1966年の第1回国家試験の合格者は、PTが183人、OTが20人だった。つまり、創刊したときのこの雑誌の想定読者は、200人ぐらいだったということになる。

「そして、僕が担当した1970年当時の社内販売予測が、PT・OTの読者を合わせてたったの1000部ですよ。明らかに赤字。でも、将来を見越して、医学書院は出したんですね」

1970年のPTの有資格者数1112人、OTは311人だった。二つ合わせても、

１５００に届かない時代だった。

鎌倉さんと出会ったのもその頃である。

「最初に会ったのは、『理学療法と作業療法』を担当したとき。その頃の医学書院は、東大病院の目の前にあって、近いからしょっちゅう東大リハ部には通っていましたもん」

鎌倉さんのほうは、特に三輪さんの第一印象が無い。知らぬうちに、顔を知っていたらしい。

「その頃の東大リハ部っていうのは、ＰＴもＯＴも錚々（そうそう）たるメンバーでした。専門性の高いリハをやるところは、東大しかなかったからね。みんな、そこにいたんですよね」

鎌倉さんの最初の印象はどうだったのか。

「鎌倉先生は、切れる人特有のおっかなさがありました。嫌味なところは全くなかった。かといって愛嬌もなかったし、おしゃべりでもなかった。有能な人の持つ凄み、怖さがありました」

〝高次機能の鎌倉〟の印象しかないと言う。

「その頃、すごく高次機能が流行していたのね。鎌倉先生の実質のボス、上田敏先生というのは、リハの世界ではとても有名な人です。神経内科出身の医者なんです。リハの歴史の中では、まず整形外科的リハが中心で、そのあとが中枢神経系のリハとしてファシリテーションテクニックがバッと出てくるのね。上田先生は、いち早くそれに乗った。鎌倉先生が、それに乗ったかどうかは、僕には分かりません。ただ、ファシリテーションテクニックというのは、どちらかというと小児の領域で流行ったから、鎌倉先生は何らかの形で齧っていたとは思いますよ」

そして、新人の三輪さんが最初に取りにいったと思われる鎌倉さんの原稿は、1970年の〃脳性麻痺児の更衣指導（1）、（2）、（最終回）〃だ。3回連載の論文だったようだ。

「これ読んで、OTというのは、こういうもんだったんだって、そう思いましたよ」

鎌倉さんは、まだそんなに有名ではなかったと言う。じゃあ、何故、原稿を頼んだのか。

「いやいや、その頃、あの領域で、原稿を書ける人ってほとんどいなかったんですね」

PTやOTは身分制度のほうが先にできて、そのあとに教育制度が整ったために、原稿や論文を書くという訓練を受けていなかった。なので、文章を書くのが不得手の人が多かったのだ。

しかし、鎌倉さんは、書けた。そのために、上司である上田氏が、鎌倉さんを推した。

そのあと、三輪さんは部署が変わり、いったん、鎌倉さんとも、離れるのだ。

1975年に商業誌『総合リハビリテーション』と雑誌『脳神経外科』が医学書院から創刊され、三輪さんは関わっている。1980年に書籍部に異動。鎌倉さんは都老研にいた。

「僕は担当外だったけれども、鎌倉先生が、OTの雑誌じゃなくて、別の学術誌に原稿を書いていたりしていたのを見ていた。いい仕事をしていると、畏敬の念を持って見ていましたね」

そして、1987年、医学書院を辞め、独立するのだ。

次に鎌倉さんと出会うのは、ライバル（?）としてである。

「〝リハ〟と〝ターミナルケア〟と〝救急〟の三つ、それに共通して〝地域〟というキーワードが入るんですけれど、これをやる出版社をやろうということで、医学書院を辞めたんです」

１９８８年、三輪書店を立ち上げ、翌年に『作業療法ジャーナル』を創刊する。

そのときの日本作業療法士協会の機関誌『作業療法』の編集長（正しくは、機関誌編集委員会委員長）が、鎌倉さんだったのだ。ちょうど１９８８年に4代目の編集長に就任していた。

まあ、鎌倉さんのほうは商売敵とは思っていなかったと思うが、三輪書店としてはライバルだった。ＯＴたちが協会の機関誌だけで満足してしまったら、経営は成り立たないからだ。

しかし、三輪さんが医学書院を辞めるより前に、問題は勃発していた。

当時、医学書院の『理学療法と作業療法』は販売部数が５０００部近くになっていた。

１９８８年のＰＴの有資格者数は、７９８７人。一方、ＯＴは３５２５人で、ＰＴの半分以下である。そこに、理学療法と作業療法を、分けるべきではないかという話が社内で出ていた。

「理学療法と作業療法が、一つの雑誌を共有することで、お互いに企画が制約されて、それぞれ独自に発展する道を閉ざす危険性が見えてきていました。分離しようというのは、自然の流れでした。でも、経営的には、理学療法は安心だったけれども、作業療法は２０００部に満たなかった。３０００部ないとやらないという話だから、じゃあ、作業療法は、どこか出してくれる受け皿を探さないとどうしようもないだろう、という流れになったんです」

独立することになっていた三輪さんが、手を挙げる。

「僕たちが、作りましょうかということなったんです。正直、僕たちにも自信はありませんでした。経営的な見通しなどを考える力量もありませんでした」

そのとき、OT協会の中で鎌倉さんが別の動きをしていた。ここからは、鎌倉さんの話だ。

「どんな職能団体も自分たちの機関誌としての学術誌を持っているんだから、OT協会でもそれを持つべきだし、ちゃんとした形で持つべきだと、私は思っていたんです。私は理事として、珍しく主張しました。ところが、たまたま医学書院の騒動が、起きたんです」

三輪さんたちは、理学療法は医学書院に残るのに、作業療法は無名の三輪書店から出ることになり、鎌倉さんたちが不満を持ったのだとずっと思っていた。しかし、鎌倉さんは否定した。

「そうじゃないんです。医学書院で出している雑誌から作業療法の部分がなくなるけれども、三輪書店が引き継ぐという話が持ち上がって、それはそれで結構な話で、私たちとしては構わないんですね。機関誌があるから、他のものがあっちゃ嫌だという発想は全然なかった。民間誌と両立していいと思っていました。ところが協会の中に、三輪書店の新しい雑誌が出るなら、自分たちで学術誌を作らなくてもいいんじゃないかというような意見があったんです」

そのときのことを三輪さんと鎌倉さんは、今回、初めて語り合ったようだ。

「僕はこれだけは言いたいんですけれども、当時、医学書院は、経済的に成り立たないということで、『作業療法ジャーナル』はやりたくなかった。しかし、もともと『理学療法と作業療法』は成り立たなかった。それでも医学書院はやった時期があったわけですね」

「なるほど、なるほど」と、相づちを打つ鎌倉さん。汗かきかき、説明する三輪さん。

「そこに来て、理学療法は成り立つけれども、作業療法は成り立たないという予測があってね」

「ええ、そう聞いていましたよ」と、きっぱり鎌倉さん。

「僕は馬鹿だから、ヤバいと思わなかったし、ヤバくてもいいじゃないかというのがあったんで、確かにＯＴのみなさんに心配される理由はあったのかもしれません」

　ところが、鎌倉さんはこう言ったのだ。

「いわば儲かる見込みのないと分かっているものを、三輪書店は敢然と引き受けられたから、偉いなと思っていましたよ。三輪書店はＯＴの救世主みたいなもんなんですよ。それまでのＯＴたちが最初に会ったのは『理学療法と作業療法』ですが、それの後続雑誌が『作業療法ジャーナル』ですから、かなりのＯＴたちは、そっちが主流の雑誌だと思い込んでいるんですよ。だから、ＯＴたちは三輪書店に育てられたようなもんです」

〝志〟が見える、連載〝源流―個人史の中の作業療法〟。

『作業療法ジャーナル』の創刊号から始まった連載企画が、この〝源流〟である。毎号ではなかったが、１９８９年から１９９０年まで、19回続いている。まだ、資格職業ではなかった時代に、作業療法という仕事に就いた人たちのインタビュー記事だ。

第1回目のその最初のページに、この連載企画の意図が書かれている。

〝「仕事をすることは自然のもっともすぐれた医師であり、それが人間の幸福の条件である」とガレノスがいったそうであるが、作業療法の歴史は遠くギリシャに遡（さかのぼ）るらしい。即ち、医学の誕生と同時に、既に作業療法の意義は認知されていたわけである。

さて昨今の作業療法はidentity crisisなども、話題に上がり始めている。これはどの職種も突き当たる、発展段階の壁ではなかろうか。

このシリーズでは、創世記をになった方々に登場いただき、個人史を伺う中で、日本作業療法発達史を考えてみたい〟

三輪さんたちは、人物からＯＴという仕事を語ろうとしていた。私は、この考えは正しいと思う。まだ、資格職業ではなかった頃に、この仕事に就き、この仕事を全うした人たちにＯＴという仕事のその人なりの面白さ、やる意味を聞きたかったのだろう。作業療法という地平を切り拓いた人たちがやったことを伝えたかったのだろうと、思う。

これは、医療系雑誌としては、画期的な企画だったらしい。というのも、編集委員の企画ではなかったからだ。あくまでも、出版社—編集部の企画だったのだ。

「人物インタビューだったので、家庭内のエピソードとか、プライベートなことも書いたんですね。原稿チェックはもらったんですが、専門書でそんなことまで載せるのかと怒られてねえ」

例えば、その人がＯＴになろうと考えたきっかけの一つが家族との離別だった。女がひとりで生きていくために、生涯続けることができる仕事は、まだまだ限られていた時代である。つまり、女性の仕事の選択肢としてＯＴがあったというのは、とても重要な歴史的事実でもある。

その他にも、養成学校の無い時代に、どのように勉強したのか。国家資格試験が導入されたときどのように受け止め、試験内容はどのようなものだったのか。精神科作業療法に取り組んだ人たちの歴史的変遷。身体障害者が戦傷者から労働災害障害者へ、結核患者が激減し脳損傷者や高齢者へと、リハ対象者が変わっていくさまが、この連載を読むと手に取るように分かる。

鎌倉さんが、この〝源流〟について、こんなふうに言った。

「そうです。私が『作業療法の世界』を書くときに、資料として、あの記事にどれくらい助けられたか分からないですね。三輪さんたちは、医療の外にいて、医療改革をやっていたみたいなところがあるんですよね」

元・鎌倉さん担当編集者、現・日本作業療法士協会事務長の宮井恵次さんのこと。

「宮井君が入ってきたのは、『作業療法ジャーナル』が出た次の年ぐらいですね」と三輪さん。三輪書店を立ち上げたとき、社員は３人しかいなかった。しかし、『作業療法ジャーナル』のあと、『脊椎脊髄ジャーナル』『リハビリテーション医学』、『ターミナルケア』、『脳神経外科ジャーナル』、『インターベンショナル・カーディオロジー』、『カルディオロジスト』『心身医学』などなど、どんどん雑誌を出していったため、急遽、人員が必要となったのだ。

そのとき宮井さんは、上智大学大学院哲学研究科4年目の院生だった。ボランティアで、統合失調症の人のデイケアや病院への送り迎えをやっていた。その人と三輪さんが親戚関係だったために、たまたま知り合うのだ。ここからは、宮井さんの話だ。

「その頃、修士論文のほうもモタモタして4年もいたもんですから、就職しようということになったんだけれども、就職活動も何もしていないし、どうしようかなあと思っていたんです。その頃に、三輪さんが三輪書店を立ち上げたという話を聞いて、紹介してもらったんですね」

宮井さんは、出版も初めてなら、リハビリテーションについても何も知らなかった。

「全く無知でしたので、驚いたと思いますよ。訳の分からない小生意気な男が入って来て、と思われたと思います。僕が入った時点で社員は5〜6人でしたから、こぢんまりとした会社でした」

入社と同時に、『作業療法ジャーナル』を担当させられた宮井さんは、どう感じたのだろう。

「作業療法のことは、いわゆる医学、医師の医療行為からは、ずいぶんはみ出る仕事なんだなあ、という印象を持ちましてね。そのはみ出し方が結構面白いなあというふうに思いました」

うわっ、これは面白い感想だ。

「法律的にも、職種の出自から考えても、医学的なところから出発はしているんだけれども、医学の言葉で表現したり、根拠づけたりといったことができないような、生活とかを問題にしているじゃないですか。ＯＴの間では、生活、生活というけれども、生活の再建って、医学的に根拠づけられない話だよなあ、と思ったんです。お医者さんは、そういうことは学問的根拠がないから話ができない。ところが、作業療法士は、最初からそこに関わろうとしているので、出自は医学なんでしょうけれども、実践はそれ以外のもっと広いところからインスピレーションを受けてやっている仕事なんだろうと。そのはみ出し加減が、面白いなあと思ったんですね」

医者の仕事は分かりやすい。こういう症状にはこういう薬を出す、こういう病気はこういう手術する、とはっきりしている。それで回復すれば当然であり、回復しなくても、一応、薬を変えたり、再手術をするかもしれないが、それで終了となる。でも、リハビリテーションは、そこからだ。

「そうそう、そっからなんですよ。大変といえば、本当に大変ですし、広さも限りがないでしょうから、真剣に関わる立場としては、それだけ面白みもあるのかなあと思いましたね」


『作業療法ジャーナル』を作りつつ、三輪さんたちは、少しずつ鎌倉さんとの距離を縮めていた。


鎌倉さんの作っていた協会の機関誌『作業療法』は、公式のものしか載せられない。協会で決定した見解とか、協会が選んだ論文とか、そういうものになる。

三輪書店の作っている『作業療法ジャーナル』は、商業誌だ。ある意味、勝手にいろんなことができる。ただし、当時の編集委員である医者やＯＴたちの了解は、取らないといけない。

「俺らは、例えば、新人OTは何を悩んでいるのかとか、あるいは中堅OTは何を悩んでいるのか、他の職種とどういった関係であればいいのかとか、そういうのを自由に取材して載せていく。連載企画『源流』もそうなんですけれども、学会誌だとそんなこと絶対にできないです」

一方、鎌倉さんは職能団体の正統な学術誌を目指す。これは、鎌倉さんの発言だ。

〝（前略）1960年代から続いている『理学療法と作業療法』がいわば定番雑誌になっていたんですけれども、あれは教育記事が主体でしたよね。教科書の出前みたいな感じで作られていたから、研究論文が載っているという感じではなかった。それからもう1つは、協会が出している『作業療法』だけれども、年に1号か2号しか出なくて、非常に素朴な感じがしたんですね。だから力を入れて研究をして、それを論文にまとめた人というのはみんな、作業療法以外の雑誌に投稿していたんですよ。こんなことをしていたら作業療法は離散してしまうという か、進歩の拠り所がなくなるという危機感がありました。〟（『作業療法』2005年6月号に掲載された〝鼎談　作業療法の未来と展望─歴代編集委員長に聴く〟より）

OT協会が執行部の組織を大改革した頃だった。鎌倉さんは、学術部長も引き受けていた。鎌倉さんは、機関誌『作業療法』の編集委員会を学術部の傘下にし、学術部長が編集委員長を兼任することとし、機関誌を明確な性格を持った学術誌にする編集方針を打ち出すのだ。

それは、〝学術誌はアーカイブである〟、そして、〝協会の一番大事な記録は学術論文と、協会の足跡として残さないといけない公文書である〟、という方針である。

また、鎌倉さんは、掲載論文を精査するための査読制度も設ける。

一つの論文を、編集委員と会員の編集協力という、正・副査読者に読んでもらい、そのまま載せるか、少し手を入れてもらうか、あるいは作り直してもらうかを判断するという仕組みだ。

その中で、少しずつ、三輪さんたちは鎌倉さんとの距離を縮めていく。

「しょっちゅう協会の役員の方々に御目にかかりに、協会に行きました。そのうち、鎌倉先生から冗談も聞けるようになって、そのあとに、本を出さないかとお願いしたんですよ」

それが、１９９７年に出た『作業療法士のための研究法入門』である。

「鎌倉さんが研究者としては一番優れていると思っていたので、『研究法入門』という本を作らないかと言ったんです。それが、三輪書店で仕掛けた、鎌倉先生の最初の本ですよ」

ただし、『ＰＴ・ＯＴ学生のための運動学実習』のほうが先に出版される。

「それは、そのあと都医短のテキストを本にしないかという話が、鎌倉先生のほうから来たわけ。共著の田中繁先生もよく知っている人だし、すぐに、ＯＫしました。だから、先に出た」

このとき、鎌倉さん番編集担当者として抜擢されたのが、宮井さんなのだ。宮井さんは、『ＰＴ・ＯＴ学生のための運動学実習』、『作業療法士のための研究法入門』、『作業療法の世界』の担当となり、例の『事例でみる神経心理学リハビリテーション』も担当するのだ。

これが、やたらと手間がかかったのだ。まずは、鎌倉さんの話からだ。

「まず、７〜８人下訳をやってくださる方がいて、その原稿を、大変職業意識の強い編集者の宮井さんが、ご自分がなさったのか、奥様がなさったのか分かりませんが、かなり手をいれたと思われるものを私のところに持って来てくれたんですね。宮井さんの奥様は、もともとOTになりたくて、養成校にも行ったんですよ。ですけど、お子さんが産まれて、断念されたんです。宮井さんは、一言もおっしゃらないですけれど、たぶん関わってらっしゃると思いますね。それで、共訳者の山﨑せつ子さんは、私の広大時代に助手を務めてくれた人なんです。この人が、とても英語ができる人で、作業療法のことももちろんよく分かっていますから、まず、山﨑さんに見てもらおうと。それから、私が受け取って。だから四重に目が入っています」

おお、とんでもない翻訳本だ。三輪さんも少々飽きれた顔をして言った。

「普通の翻訳本より、ずっと手間がかかっていますね。特別ですよ、これは」

そして、その宮井さんだが、ミイラ取りがミイラとなるのだ。

「宮井君は、これが高じてね、OT協会にいっちゃったの。半分OTになっちゃった」

「事務局で仕事をしているんです」と、鎌倉さんも応じる。

宮井さんは、鎌倉さんの担当をしているうちに、作業療法という仕事に惹かれたのだろう。

「作業療法のことは門前の小僧ですけれども、作業療法のことが好きだったので、ここで雇ってもらえるんだったらいいなと思いました」と、これは宮井さん。

鎌倉さんが作業療法に惹かれたように、宮井さんも、鎌倉さんに出会ったことで、より作業療法に惹かれたのだと思う。人生は、だから面白い。

あるとき、三輪さんが「天才・鎌倉矩子」と言ったことがある。

「天才だと言ったのは、研究の着想です。作業療法的な研究とは何なのかということです。高次脳機能の研究、要するにものを考えたり、プログラムしたりという脳機能の研究は、誰でもやるんですよ。神経内科でも、神経生理学でもね。鎌倉先生がすごいのは、OTはその中でどういうふうな研究をすればいいのかを示しているところです。OTやPTの研究というのは、医者の研究の下請けが多いんです。医者が研究発表したのを一部もらってきて、学会発表する。リハにはいろんな職種があるけれど、ヒエラルキーでいうと圧倒的に医者です。だから、医者の研究のまねごとをしたり、医者に指図されて、研究の一部をまとめてきたりするんですよね。でも、鎌倉先生は絶対にしない。OTとして、そこの何をやるべきかを考える。OTを軸にして、専門的な研究とか、臨床のアプローチとかを作り上げた。そのことの功績が大きいですね」

三輪さんの「作業療法士・鎌倉矩子」評は続く。

「それとね、例えば自著の『高次脳機能障害の作業療法』で、山のような文献を紹介しているけれども、OTとしてこの中の何を評価して、何を駄目だと思っているか書いてある。自分がたくさん読んだ研究論文の中から選考したものについて、きちんとコメントしてますよね。作業療法の分野がどんなに進歩しても、他の分野に比べたらまだまだ遅れています。教育体制も含めてね。だから、他の分野の研究を取り入れていないといけない。でも、他のOTの研究論文を見ていると、それをそのまま参照するだけになっていることが多い。鎌倉先生は、OT

的なるものは何なのかっていうことを、徹底して追求して来た。それが専門職として評価される、一番大事なところだと思うんですよ」

長い間、作業療法を後方から支援してきた編集者は、そう話を終えた。

第10章

「作業療法士・鎌倉矩子」が考えた「教科書」のこと。

三輪書店に、〝教科書シリーズ〟というものがあるらしい。

この本に登場した誰もが〝教科書シリーズ〟の1冊だと思っている鎌倉さんの最新著書『高次脳機能障害の作業療法』の巻末に紹介されているものが、どうやらそのシリーズらしいのだ。

それらの本を、発刊順に並べてみよう。

『精神障害と作業療法』（1997年3月初版、山根寛著）

『作業療法のための研究法入門』（1997年6月初版、鎌倉矩子・宮前珠子・清水一共著）

『ひとと作業・作業活動』（1999年4月初版、鎌倉矩子・山根寛・二木淑子・加藤寿宏共著）

『ひとと集団・場——ひとの集まりと場を利用する』（2000年4月初版、鎌倉矩子・山根寛・二木淑子編者、山根寛・香山明美・加藤寿宏・長倉寿子共著）

『作業療法の世界　作業療法を知りたい・考えたい人のために』（2001年6月初版、鎌倉矩子・山根寛・二木淑子編著者、鎌倉矩子著）

『発達障害と作業療法（基礎編）』（2001年6月初版、鎌倉矩子・山根寛・二木淑子編著、岩崎清隆著）

『発達障害と作業療法（実践編）』（2001年6月初版、鎌倉矩子・山根寛・二木淑子編著、岩崎清隆・岸本光夫共著）

『作業療法士のためのハンドセラピー入門』（2001年7月初版、鎌倉矩子・山根寛・二木淑

子編者、中田眞由美、大山峰生共著）
『老年期の作業療法』（２００３年12月初版、鎌倉矩子・山根寛・二木淑子編者、浅海奈津美・守口恭子共著）
この9冊に、最後の『高次脳機能障害の作業療法』（２０１０年6月初版、鎌倉矩子・山根寛・二木淑子編著、鎌倉矩子・本多留美共著）を入れて合計10冊が、どうも教科書シリーズらしい。というのも、この10冊は、表紙の装丁や、中身のレイアウトデザインが、統一されているのだ。
こうやって並べてみると、あることに気づく。１９９９年発刊の『ひとと作業・作業活動』から3人の編者がついているが、その前の2冊はいない。これは一体どういうことなのか？

たぶん、鎌倉さんが、都医短の教師になったことが始まりだ。


前に、運動学実習にいい教科書が無かったと書いたが、他の科目も、同じく、無かったのだ。

「気に入るのが無いというのが正しいでしょうね。本当はあったかもしれないんですけれども、私には無かった。私が当時担当したのは、若い順に言うと運動学実習」

と、鎌倉さん。運動学実習の話は、もう書いたので、ここでは省略する。

「それから、発達障害。発達障害の作業療法というのは、それ自体まとまったものは無くはないけれど、ある部分に特化したものが多かったですね。ボバース法とかね。それから、その頃、やはり作業療法の世界を席巻していた感覚統合療法というのがあるんです。ジーン・エーヤーズというアメリカのＯＴが開発した、検査法であると同時に訓練法なんですね。それのテキストとかはあるんです。けれども、発達障害全体として書かれたものは、大したこと無かった」

これも、大したことが無かった⁉

「大変不遜な奴と思われるかもしれませんが、教えるためには、自分で話を組み立てないといけないじゃないですか。だから、そのつど、自分で資料を作って配ってました。それから、高次脳機能障害。これは、テキストは無いですよ。脳病理学の本はあります。だけど、ＯＴ学生に話をするためのテキストは無いです。これも自分で考えて、お話を作るしかないですね。そういう意味で、自分で教科書は作りました、自分用にとね」

つまり、全部、自分で作っていたのだ。それが、三輪書店で教科書として花開くことになる。

三輪書店のほうにも、教科書のプランがあった。

「『運動学実習』の話を鎌倉先生からいただいた前に、私どもには、こういう企画があると、鎌倉先生に、ご相談もしていた。本当は、『研究法入門』から、始まっているんですよね」

そう言ったのは、三輪さんである。市販されている教科書に満足できなかった鎌倉さんが、教科書シリーズを三輪書店に提案したのかと思ったら、仕掛けたのは三輪書店だった。

「できるだけ著者のお考えに沿ったテキストを出したいと思っていたんです」と、三輪さん。

それまでのものは、先に目次ありきだった。学校のカリキュラムに沿ったテーマ30個ぐらいを出し、それに沿って全国の学校から遍く著者を充てはめるというものだ。カリキュラムと学校が優先だから、ふさわしい著者がいなくても、抜けなくそろえることを目指す。結局寄せ書きになり多くはテーマごとに考え方がバラバラでまとまりのないものになる。

三輪書店が考えていたものは、逆だった。これぞと思う人に、その人が書きたい教科をその人の哲学にそって書いてもらう。適切な人がいなければ、そのテーマは諦める。先に、著者ありきなのだ。

そして三輪さんたちは最初に、鎌倉さんに目をつけた。

次に、三輪さんたちは、精神科領域で注目されていた山根寛さんに声をかける。

このあとにご登場いただく、京都大学大学院医学研究科教授の山根さんは、教科書シリーズの編者のひとりでもある。

「山根先生とは、浅香山病院におられたときに会ったことがあったので、知っていたんです。それで、こういう教科書を出したいんだと言ったら、乗ってくれて、すぐに原稿がきたんです」

それが、『精神障害と作業療法』である。依頼は鎌倉さんたちの『研究法入門』のほうが先だったが、山根さんの原稿が早く来たため、『精神障害と作業療法』が、先に出版されるのだ。

その話を聞いていた鎌倉さんが言った。

「こういうことですか。山根さんの『精神障害と作業療法』が出て、次に、私たち広大３人グループの『研究法入門』が出た。でも、『研究法入門』のレイアウトは、山根さんの本に似せてますから、三輪書店側はそれらを作りながら、これは教科書シリーズにいけそうだと、何となく思い始めたということですか？」

「そうですね。最初に、山根先生と鎌倉先生と会ってもらって、こういう趣旨で作りましょう、というので始まったんじゃないんです」

と、三輪さん。何だか、面白い。三輪書店の〝教科書シリーズ〟は、そこに関わった人たちのそれぞれの思いが、自然に結集されて、少しずつ形になっていったようなのだ。

しかし、山根さんを著者としてセレクトしたのは、誰なのか？

「『精神障害の作業療法』を書けそうな人は、僕らの知っているアンテナでは、あの時期だと山根先生しかいなかったんです。かなり早い時期に、山根先生に、今までの教科書は、寄せ書きふうなのが多かったので、単著で教科書を出したいんだと言うことを申し上げたんです。山根先生は、その領域では有名だったかもしれませんけれども、それまでは、本を出したことがなかったです。でも、あの本はすごく出たんですよ。びっくりするほど売れた」

鎌倉さんが、大きくうなずいた。

「そう思います。山根さんのは、本当にオーソドックスで、いい本だったんですよ」

鎌倉さんが、三輪さんの代わりに、話をまとめてくれた。

「三輪書店では、いろんな個性のあるライターを集めて教科書シリーズを作りたいという構想があったんでしょうけれども、そういうものを企画書が先にあって始めるようなやり方じゃなくて、徐々に発展して行って、その中にまず山根さんの『精神障害の作業療法』が出て、私たちの『研究法入門』が出た。三輪さんが、これから教科書シリーズを作りましょうとはっきりおっしゃったのは、その2冊が出たあとでした。それで、そのときに、誰を編者にするかって相談が、三輪さんと私の中であって、そのときに私が山根さんを指名したんです。3人目を誰にするか悩んだんですけれども、二木淑子さん（現・京都大学医学部人間健康学科教授）を選ばせてもらって3人になったんですね」

鎌倉さんは、三輪さんたちとは別に、協会の学術委員会で、山根さんのことをよく知っていたのだ。そんなふうにして、編者3人が決り、本格的に教科書シリーズがスタートする。

私は、そこで納得した。というのも、山根さんにインタビューしたところ、山根さんは、〝教科書シリーズ〟は自著『ひとと作業・作業活動』からだと主張したからだ。

実際に、山根さんは自分のブログに、〝鎌倉先生の「ねえ、今のテキストっておもしろくないわね。一人の作業療法士が自分はどう考えるかということを展開する本を作ってみない」という誘いで〟生まれたのが、『ひとと作業・作業活動』だと書いている。

鎌倉さんも、それには同意した。

「その通りですね。私は山根さんに、その通りじゃないけれども、そんなように言いました」

三輪さんたちと鎌倉さんが考えた、教科書シリーズのポリシー。

まず、三輪さんたち三輪書店の意見。

「ポリシーというのは、たくさんの人が書くのではなく、哲学がきちっと入った、一定のレベルの人にお願いするということです。きちっとした編集方針のもと、出そうということです。おかげで、どの本も、しっかりとした教科書になっていると思いますよ」

そして、鎌倉さんの意見。

「私も、そう思っています。ポリシーがある、分かりやすい、読んでためになる、この三つの方針ですね。私は、絶対読んでためになるものにしたい、って思っていました」

編者が決まってからは、編者3人と三輪さんと担当編集者と編集会議が行われた。こんなふうな教科書があったらいいなとか、あの人に書いてもらうといいなとか、話し合ったらしい。

「鎌倉先生たちのお眼鏡にかなった人が筆者に上がってくるから、間違いが無かった」

と、満足そうな三輪さん。

「うん、だから、全領域を網羅していないんですよ。だって、頼むに足るライターが見つからない領域は、出すに出せないじゃないですか。書き手のイメージが先にあるんですから」

三輪書店の教科書シリーズのもう最大の特徴と言ってもいいのが、でき上がった原稿の中身を3人の編者が目を通し、ビシビシとチェックも入れるところだろう。著者を選ぶだけではなく、中身にまで責任を持つ。何をやっても、決して手を抜かない、鎌倉さんらしい仕事だ。

肝心の『高次脳機能障害の作業療法』の企画が出たのは、10年以上前？

「えへへへ、すごーく昔なんです。書くのに、実質7年かかっちゃったけれども、企画自体は少し前からあるわけです。10年近く、私の意識の中にありました。いつかは自分で、自分の気持ちがちゃんと込められた本を、生きている間に書きたいなっていうことが、私の中にありました。だから、私が、書かせてと言いました」

この、最後の大著は、「作業療法士・鎌倉矩子」の40年にわたる、知と技の「物語」である。

1970年に、東大リハ部で、ゲルストマン症候群と思われたYさんという患者に出会ったときから、鎌倉さんが紡いできた壮大な「物語」だ。

「そう、大変なことを始めちゃったなあという気持ちは、本当に強かったです。三輪さんもよく知っている人なんですけれども、同じことを企画して、実現できなかった人も知っているし、その気持ちもよく分かるなあと思ってました。でも、実に大げさに聞こえると思うんですけれども、これが私の生きた証、最後の証だという気持ちが、あったんです。だから、これを書き上げるまでは、生きていたいと思っていました。それで、ようやく、間に合いました」

とにかく時間がかかった。鎌倉さんが編集会議で、宣言したとき広大にいた。そして、

２００１年に国福大に移り、故郷で、認知症を発症していた１０２歳の母とふたりで暮らしていた２００９年の初秋、70歳の誕生日の直後にやっと書き上げた。そのあと、何回かの校正作業があって、翌年の２０１０年に仙台で行われた第44回ＯＴ学会に、何とか間に合ったのだ。

「高次脳機能について、他の人から見ると、相応しい人は、他にいっぱいいるはずです。これは、私の我がままです。一番、我がままな本を出させていただいたんです。けれど、私のライフワークでしたから、ようやく課題を果たしたという思いでいます。かつて望んだ通りに仕上がったわけではありませんが、いろいろな運命に翻弄された私の、これが精一杯だと思います」

５００ページを超える、「在校生に贈る言葉」。

私も読んだ。教科書というより、「作業療法士・鎌倉矩子」の考える『高次脳機能障害の作業療法』だった。随所に、ＯＴの役割が出て来る。どこまでいっても、ＯＴの本なのである。

私は、この本は、作業療法を卒業して行く鎌倉さんが、残って頑張っているＯＴたち――在校生に贈る言葉だと思った。

私は鎌倉さんの教え子だった人たちに、教師としての鎌倉さんがどうであったかを、たくさん聞いた。森田（阿部）さんも、高畑さんも、助手だった中田さんも、鎌倉さんは「こうしなさい」とは1回も言わなかったと言った。鎌倉さんは、研究テーマを押し付けたりしないのだ。

必ず、〝あなたの本当にやりたいことは何なのか?〟と何度も訊ね、その人自身の研究疑問を一番大切にしてきた。そういう、教師である。

ところが、この本には、こういう研究をやるといいよ、といったメッセージが満載なのだ。

例えば、損傷後の脳の可塑性について、いくつかの研究を紹介し、成人の脳にも可塑性があることやその可塑性は経験依存的であることは実証されつつあるとしつつ、全て運動や体性感覚に関するものばかりで、認知機能をめぐる脳の可塑性についてのデータがないと書いている。

記憶の障害の潜在記憶と顕在記憶のところで、潜在記憶は心理学の世界の実験用語であり臨床用語としては使われることはほとんどないが、知っていたほうがいいし、プライミングはいつか臨床の世界でもクローズアップされるようになるかもしれないと予測している。

半側無視の諸要素のところでは、患者が左空間にものが存在しないように振る舞うのは、長らく謎だったが、少なくともある種の課題では、空間からの刺激が入力され、そのあとに左側が萎縮するようなかたちの変形を受けるという説が有力であるとし、いくつかの外国の文献を例に挙げている。

身体意識の障害に対する作業療法士の役割のところでは、患者に身体意識の障害が疑われた場合、そしてそれが生活の妨げになっている場合は、障害を軽減するためのプログラムを実行してみるのがよいだろうが、先例が少ないので、作業療法士の創意工夫の余地がたくさんある、将来性のあるテーマだとしている。

このように、OTが今後取り組んだらいいと思われるテーマが、この本には示されている。他にもいくつもあった。ぜひともこれからの研究のヒントにして欲しい。

元・東北大学高次機能障害学教授の山鳥重氏のこと。

この本で驚いたことが、膨大な参考文献だ。巻末に参考文献が31ページにわたって並んでいるが、日本語文献や翻訳されたものもあることはあるが、ほとんどが英語文献だ。これをすべて読み、それぞれに判断を下し、分類し、引用しているのだ。

もう一つ気づくことがある。山鳥重氏の著書や論文からの引用が多い。それも、鎌倉さんは、圧倒的に支持している。そう鎌倉さんに投げかけてみたら、あっさり認めた。

「そうです。そしたら、三輪書店さんはなんと勇猛果敢なことに、この本の書評を山鳥先生のところに頼んでいるんですよ。すごい恐ろしいことに」

しかし、これだけ参照したのなら、私が編集者なら、当然、そうすると思う。

「私からすれば、非常に恐れ多いし、怖いことなんですよ。だって、山鳥先生だけは怖いんですよ。他の人は怖くないけれど。うふふふ、私から見ると、山鳥先生は、別格ですね」

本の中で山鳥説を全面肯定している理由を、鎌倉さんは説明し始めた。

「あのね、山鳥先生の本を読んだときに初めて、ああ、この人は自分の言葉で書いている人だと感じたんです。みんなに読まれ続けている『神経心理学入門』（医学書院）という１９８０年代に出た山鳥先生の本があるんですけれども、それを読んだときに、そう思いました。この人は自分の言葉で書いている。それは、私にとって、すごく価値が高いことなんです。世の中の学者の中で、そういうことを感じさせる人って、滅多にいないように思いますので」

おお、大絶賛である。もっとたくさん賛美の言葉があったが、ページの都合上割愛する。
このあと、私は、山鳥氏の『神経心理学入門』を手に入れ、序文だけを読んだ。本文のほうは、私には太刀打ちできないと思ったからだ。一般書の『「わかる」とはどういうことか――認識の脳科学』（ちくま新書）も買って読んだ。これは、面白かった。人が何かを本当に「分かる」ということは、どういうことなのかということが、実に分かりやすい文章で書かれていた。あまりに、テンポよく話が進んでいくので、マジックを見ているような気分にもなった。
〝わかるというのは秩序を生む心の動きです。秩序が生まれると、心はわかった、という信号を出してくれます。つまり、わかったという感情です。その信号が出ると、心に快感、落ち着きが生まれてきます〟（『「わかる」ということ』より）
ふむ、だから、分かりたいのか、鎌倉さんも、そして、私もと、納得したりもした。

そんな山鳥氏の書評である。

というわけで、山鳥氏は鎌倉さんのそんな熱い思いを知っていたのか、知らなかったのか、三輪書店が依頼した山鳥氏による『高次脳機能障害の作業療法』の書評[*1]を一部紹介したい。

〝随所に「私はこう思う」という言葉が出てくるが、この表現は自信に満ちていて、読者を安心させる。高次脳機能障害という複雑で難解な障害を抱える人たちに接する場合、セラピストは何をどうすればよいのか、訳が分からなくて、呆然としてしまうことが多いはずである。本書は、一つの障害の発症メカニズムには、いくつかの解釈があることを教え、最後に、私はこう考える、とさりげなく締めくくる。この複眼的で、柔らかい叙述方法は、難解な内容を魔法のように分かりやすいものに変えるのに大きな効果を挙げている。（中略）

本書は最新の事実を網羅した最先端の教科書であるが、よくある分担執筆のように、事実が無味乾燥に羅列されているわけでは決して無い。著者のこれまでの膨大な臨床経験と、常に国内外の研究を批判的に吸収してきた蘊蓄と、実践家としての確固たる信念に裏打ちされた、思想の書であり、またその思想から導き出される実践の書である。

読み終えて、評者は大きな感動を覚えた。真摯な臨床家が真摯に患者と向き合ってきた歴史が真っ正直に表現されているからである。

高次脳機能障害を抱えている人々に対して、医療セラピストが出来ることは限られているけれども、出来ることは必ずある、という自信と、患者の何気ない言葉からさまざまな教訓を学び取ってきた謙虚さと、二つの態度がないまぜになって、本書の説得力を増している。

（中略）本書を自家薬籠中の物にした人は、第二、第三の鎌倉矩子へのスタートラインに立つことになる。本書を手がかりに、本書に体現されているような「まずよく調べ、それから考え、そして実践する」ことのできる臨床家が続々と誕生することを期待したい。〟（『総合リハ』）

山鳥氏の書評は、この本のことを言い尽くしていると思う。流石（さすが）である。

*1 山鳥重：書評「高次脳機能障害の作業療法」、総合リハビリテーション、第38巻第12号、1163、2010

「鎌倉矩子」を巡る人たち――山根寛さん

山根さんがゼミ生に頼まれて書いた〝おしゃまと良識と見識と〟。

高畑さんからもらった例の小冊子に、何故だか広大の鎌倉ゼミ生ではない、京都大学大学院医学研究科教授の山根寛さんが文章を寄せている。

タイトルの〝おしゃまと良識と見識と〟とは、もちろん、鎌倉さんのことである。

そこに、山根さんは、鎌倉さんとの最初の出会いについて書いているのだ。

〝「山根さんでしょうか、鎌倉と申します」。電話の向うから聞こえてくる声は、穏やかでありながら、決して相手を逃さない響きだった。「投稿されたものはどういう意図でお出しになったの?、論文の場合は……」。(中略) 思いあたることがないまま、身が縮まった。(後略)〟

そのとき、山根さんは、OTになったばかりで、大阪の浅香山病院に勤めていた。

「OT協会の機関誌に、何かのデータを載せなくちゃいけなくなって、そしたら電話がかかってきて、OT協会の鎌倉ですが、と言われてね。でも、そのとき、僕は、大きな病院の中で足元の組織を作るために一所懸命で、OT協会のことなんか何も考えていませんでしたから」

1983年の頃の話だ。鎌倉さんOT歴22年で、片や山根さんはピカピカの1年生だった。

山根さんの経歴は、めちゃくちゃ、面白い。

山根寛さんも、団塊の最後の年の1949年、島根県に生まれた。話を聞いていると、たぶん、鎌倉さんと同じで、田舎の秀才だったのだと思う。

「あの頃の田舎だとね、ちょっと勉強ができたりすると、親類とかが寄ってたかって、弁護士になれとか、医者になれとか言う時代ですよね。それ、僕、とってもいやだったんです。それで、自分で考えたんです。家が貧乏だったんで、一番早く収入が入るものを探したら、当時は、造船工学だったんですねえ。液体にものが浮かぶって、曖昧で、めちゃめちゃ、面白いですよ」

62歳だというのに、未だに好奇心盛りの目をしている山根さんは、そう話し始めた。

1968年、山根さんは、広島大学工学部へ進学。しかし、大学紛争のまっただ中だった。

「広大はかなり闘争をしているところだったんですねえ。そんな中、運動をやっていた学生たちが、重度の脳性麻痺の人たちを車イスに乗せたまま、街頭演説に連れて来て、アジ演説するんですよね。日本の体制を批判するときに、自分たちの訴えを印象づけるために、障害者の人たちが連れて来られたんですね。当時は、そういう人たちと町の中で出会うことが少なかったですから、僕は憤りを感じたんですね。何でこの人たちを見せ物のようにするんだろうって」

山根さんは、その場で学生たちに、抗議した。ところが、当の学生ではなく、肝心の車イスの人が言い返したのだ。

〝あんたが言うことは正しいけど、今の日本で僕らの話を聞く人なんていない。この人たちのやり方に問題はあるだろうが、僕たちの話を聞いてくれる。だから、僕たちは見せ物でもいいからここに来ているんだ〟。そして〝あんたは、僕たちの生活を知っているか?〟と言った。

「それからですねえ。その人たちが収容されている施設に行ったりとかしました」

ノーマライゼーションなんて言葉も無かった時代だ。福祉の考え方も、障害のある人たちは、施設に収容していくというもので、障害者個人の意志を尊重するという考え方は全く無かった。

「施設の収容を拒んで町で生活をしている人たちもいたので、そこにも行きました。大学の中に自分たちのできることをという集まりが自然にできて、施設を出て地域で生活している障害のある人たちのところに行って、手伝うようになったんですね」

重度の障害者たちの生活を支える「土の会」の活動がスタートする。

「土の会」とは、施設に入ることを拒み、地域で暮らそうと考えた木村浩子さんを中心にした重度の心身障害者たちが共に暮らす集まりである。この「土の会」の顛末は『土の宿から「まなびやー」の風がふく』(青海社、2009年)に詳しく書かれているが、ここで簡単に紹介したい。

木村さんたちの家は、山口県玖珂郡周東町祖生というところにあった。

「たまたま木村さんが、縁があったところなんでしょうが、広島から普通列車を乗って、岩国から徳山に抜けるJRの支線に乗り継いで玖珂駅で降りて、また1~2時間歩く」

えーっ!?

「いや、バスはあるんですけれども、僕たちも、お金が無いから歩いて行ってましたね」

こういう活動を、ボランティアというのだろうか。しかし、中身を聞くととんでもないのだ。

山根さんたちが木村さんと知り合ったきっかけは、木村さんの出産だった。

「木村さんは、僕より一回り年上で、重度脳性麻痺なんだけれども、僕たちと出会う1年前に結婚をなさっていて、脊髄損傷のご主人がアルコール依存症だったんです」

一緒に生活を始めてそのことが分かったが、そのとき木村さんは妊娠していた。木村さんは出産を望む。しかし、どこの病院も中絶をすすめるのだ。そんな中、唯一、引き受けてくれた病院が、山根さんたちがいた広島にあった。それで、木村さんたちのことを伝え聞いたのだ。

「最初に会いに行ったとき、赤ちゃんは何カ月だったかなあ。まだ、僕たちが湯浴させていたからねえ。ご主人は、もう一緒ではなかった。木村さんは生まれて数カ月ぐらいの女の子を抱えて、何人かの人たちと一緒に、山口で共同生活を始めておられたんですね。農協が倉庫にしていた古い農家を借り受けて。ちょうど僕らは工学部にいたんで、この人たちが暮らしやすくするためにということで、その家を改造したり、座ってできる台所やトイレだとかを作ったりしたんです。週末から日曜日にかけて、毎週そこに通って、生活支援を始めたんですね」

しかし、木村さんたちのサポートを始めて、山根さんは、あることに気づく。

「木村さんたちにしてみたらあなたたちは体が動くからって、やって欲しいことを次々言うの。食事とか、トイレとかね。当初は、僕たちも、一所懸命やっていたんだけど、あるとき、ついに、ぷっつんと切れちゃったんです。これは、逆差別じゃないかって、ね」

山根さんは、木村さんに抗議した。

「これは逆差別だ。あんたたちのために、これから何年も、自分の生活を無くさなきゃいけないのか、ってね。そこで、本当の出会いが始まったんでしょうね。それからですねえ。配慮はしても遠慮はしない。それは、もう、すごい大変でしたよ。そういう流れの中で、『土の会』が続いて来ているんですね。一番最初から、残っているのは、僕だけなんだと思います」

話を聞けば聞くほど、他の人がいなくなった理由が分かる。とにかく、大変なのだ。

だって、そのあと、木村さんのために、山根さんは大学院を諦めるのだ。

「ある大企業が生活費も学費も出すから、大学院を終えてから来てくれと。当時、造船工学はものすごい勢いがありましたから。ところが、木村さんが、莫大な借金を抱えちゃったんです」

木村さんは、自分と同じように施設から出て生活したいと思っている人たちをできるだけ受け入れたい、他の仲間を受け入れるためのアパートも欲しいと、常々言っていたらしい。

「そしたら、ある日、木村さんが、アパートが建つよって、言うんです。とても親切な建築屋さんがいて、世話人付きの訓練用のアパートを作ってやる、と言ったと。それで、判子を押して来たよって言うから、よく聞いたら、建築契約なのよ。木村さんの亡くなられたお父さんの遺産を頭金にすると。あとはどうするの？　と聞いたら、あとはいらないんじゃないの、って」

しかし、契約書に判子がしっかりと押してあった。

「あとは借金になっているんです。当時の６００万。今でいうと一億近いかもしれませんね。それで、自分たちの持てる能力を使って働いて、お金を返そうということになったんです」

山根さんたちは、木村さんの借金を返すために、大学院を諦め就職するのだ。

「返し終わるのに6～7年ぐらいかかりましたね。その途中で僕の親父が死にそうになって、お前、親孝行だと思って死ぬ前に結婚してくれと言われて、結婚したのが、今の女房なんです」

木村さんの借金を返済したあと、山根さんは、造船を辞めようと決意する。

「長男が1歳前です、会社を辞めたのは。造船は面白いけれども、この子が大きくなって、お父さんは何をしていたのって聞かれたときに、ちゃんと説明できないなあと思ったんですね」

管理職の辛さもあった。人の首を切らなくてはならないのだ。

「造船業は、ちょっと調子が悪いときと、うんと船の注文が入って人手がいるときの差が大きいんです。非常勤的に入れた人の首を切ったり、また新しく入れたりしなくちゃいけない。こんな人の使い方をしたらあかんなあという、もともとの僕のそういうところが出てきたんです」

30歳が目前だった。

「いろいろ本屋で探して、リハビリテーションというのを見つけて、おっ、これは確かにあるなって。それで、誰がするんやろと本屋で調べたら、PT、OTとあってね」

これに決めた。養成校が、家から自転車で30分ぐらいのところにあった。山根さんは、24倍の競争率をくぐり抜けて、1979年入学する。

「でも、すぐに、間違ったかなと思った。1年生で実習が始まったらね、実習先の施設にOT

がいないんです。ＰＴのいかにも物療から来たようなおじさんがいて、すごくいじめるんですよね。なんちゅういびつな世界なんやろ、と思いました。僕、病院って、もっと近代化されていると思っていたんです。そしたらね、こんなふうだったから、間違えたかなと思ってね」

授業も面白くなかったらしい。

「面白くない。でも、アメリカの精神科のＯＴのフィドラーという人が書いた原本が１冊学校の図書室にあって、それを読んでみたら、リハビリテーションとか、ＯＴって言うのは、確かな理念であるし、テクニックなんだと分かったんですね。日本では、まだＯＴが育っていないだけなんだから、これはやってもいいんじゃないんだろうかと思ったんです」

１９８２年大阪府堺市の浅香山病院という精神科主体の総合病院に就職する。

「就職の領域は、自分で決めたんですね。身体障害、精神障害問わず最終的にもっとも大事なことは、自分の受容だ、自分をどう生きるかということだ、と思っていたので、問題は心だと。身障センターに行っても訓練ばっかりでしょう。精神的な問題なら精神科やろなと思って選んだんです。浅香山病院は、精神科でちょっと面白いことをやっているということもあってね」

当時の精神科というのは、いったん入院したら、一生入っているところとされていた。病室には、鍵もかかっていたらしい。しかし、浅香山病院は違っていた。

「日本で初めて心理士を入れて、ソーシャルワーカーを入れて、デイケアの類いをやっていたんです。喫茶コーナーを開いたりとか、クラブ活動をみたいなのも30ぐらいありましたね」

病院規模も大きかった。精神科病棟1100床、一般病棟400床、合計1500床だ。

「当時、日本の民間で一番大きかったでしょうね。精神科中心の総合病院でした。総合病院だから、理学療法部門はあった。作業療法部門は、まだなかったんだけれどもね。これなら総合的にリハがみられると、それとまあ精神のことが主体でみられるんだということもあってね」


鎌倉さんからの電話は、浅香山病院で作業療法部門を立ち上げていたときだった。


それまで、浅香山病院ではOTがいない時代から、さまざまな意欲的な取り組みをしてきた。例えば外勤療法といって、患者を近所の町工場に何10人も送っていたり、院内には大型のクリーニングの設備があり、そこでも患者が働いていた。だが、患者のひとりが、大型アイロンのプレス機に服の袖口を巻き込まれて、前腕切断という事故が起こる。

病院はこれをきっかけに、それまでの取り組みをすべて止め作業療法を導入するのだ。そのために、新人の山根さんたちが、作業療法部門を立ち上げることになってしまうのだ。

「それは、すごい英断なんですね。なかなかそこまでできる病院はないんでしょうけれども、そうしたいきさつを知らずに、僕らは入ったんですね」

そして、山根さんと同期の女性OTふたりは、病院のスタッフたちに総スカンをくらうのだ。

「ちょっと学校で勉強してきた人間に、何ができるのかということもあったんでしょう。僕らがスポーツを使った患者さんのプログラムを作れば、病院にはソフトボール部があるよとか。料理の指導をしようと思うと、看護師長が来て、山根君は栄養士の免許を持っているのかと」

就職してすぐに、作業療法部門のトップがいないから診療会議に出席するよう要請される。そこで副院長から、作業療法は誰を対象に何をするのか、どういうシステムにするのか、来月までに書類を提出しろと言われる。普通の新人だったら、すぐに対応できないだろう。

「病院の中の情報の流れがはっきりしない〝村〟状態だったんで、そこへ企業の情報システムを持ち込んだり、品質管理の考えを持ち込んだりしたので、あいつは病院をどうするんだみたいになって、面白かったです。でも、とっても大変でした。1年めに胃潰瘍になりましたね」

そんなときに、鎌倉さんから電話が来たのだ。

「協会の学術部の依頼で、近畿圏で研修をして、いろんなデータを集めたりしていたんです。その研修を企画した人から、データをまとめて機関誌に発表してくれよ、って言われた。そのデータを僕らが集めたもんですから、整理して、考察しないといかんでしょ」

それで、何となくまとめて協会に送ったことが、鎌倉さんとの最初の出会いとなったのだ。

そして、その9年後、電話ではなく、実物の鎌倉さんと遭遇することになった。

そのあと病院を出て、山根さんは京都大学医療技術短期大学部助教授となる。「土の会」との関わりも続けていたし、京都に移ってから、共同作業所や授産施設の創設・運営に新たに参加していた。そして、協会の理事の仕事を手伝って欲しいと声がかかるのだ。

「新しい理事の僕らは、自分はどの仕事ならしてもいいかというのを書いてください、その中から選びます、と言われてね。いろいろ書いていたら、結局全部させられちゃったの」

その中に、鎌倉さんが委員長をしていた学術部があった。

「これがあの怖い電話のおばさんだったんだと思ってよく見たら、年が上なんだけれども、少女のような、とってもチャーミングなところがあって。それでいて、コツって頭が切り替わったときには学術的になるし、うーん、面白い姉さんおばさんやなあと思ったんです」

ふーむ、山根さんは、どこが、チャーミングだと思ったのか？

「ふっと笑ったときとか、それから妙な気取りがないですねえ。それと構えがない。緊張はなさっているけれども、とっても素敵な可愛い女の子が、ポッと大きなところに出されて緊張してしまうみたいな感じですね。でも、すごく賢いし、そんな感じで見てしまう。あとで思えば失礼なんだけれども、僕なんかは、からかったりしてましたね」

山根さんから語る教科書シリーズのこと。

「ふーん、『精神障害と作業療法』から教科書シリーズだったんですか。三輪書店から頼まれたとき、僕はそれまで本なんか書いたこともないし、単純に、きっと他の人に頼んで断られたから、巡り巡って僕のところに来たんだろうと思っていたんですよ。でも、今まで授業に使っている資料もあるし、それを整理したら本になるかもしれないなあと、三輪さんに言ったんです。じゃあ、それをやってくれと言うから、僕は無謀にも、書いたんです」

それが、1997年初版の『精神障害と作業療法』だ。

そのあとに鎌倉さんから声がかかり、山根さんは編者となり、京都で編集会議が開かれた。

「いろんな案を出して、できているものから順次出しましょうかということになって。それと、編集に携わったものは、1冊は自分の責任で書こうねというのがあって。僕はそのとき『精神障害と作業療法』がシリーズの1冊になっていると思ってないので、もし書くとしたら、ずっと気になっていた作業のことかなあと。それで僕書き始めたんです」

1999年に『ひとと作業・作業活動』、そして翌年に『ひとと集団・場』が出るのだ。

さて、そんな山根さんの「作業療法士・鎌倉矩子」評だ。

「鎌倉先生というのは、結果を誘導せずに、今ある現象をきちっと見て、そこから読み解いていったものを、自分の考えと違ってもそれをそのまま伝える。誰かをどこかに無理な誘導をしない。目の前にある現象をそのまきちんと整理して見せる。あとは、それを読んだ人間、それに出会った人間は、自分の考え方を整理するのに使えばいい。彼女は、〝鎌倉の技法〟とか〝鎌倉の理論〟をする人じゃないんですよ。たんたんと、正しい研究者とか、正しい教育者の道を示されるだけなんだよね。何とかモデルを示す人じゃないんです。世の中には、何とかモデルを示したがる人とがたくさんいるでしょ。そういうのとは、全く違うひとりの研究者ですね。とっても素敵な人だと思います、うん」

「鎌倉矩子」を巡る人たち――本多留美さん

本多留美さんは、この本に唯一登場する、STである。

県立広島大学保健福祉学部コミュニケーション障害学科准教授の本多さんは、鎌倉さんの最後の本『高次脳機能障害の作業療法』の共同執筆者だ。6章の「言語障害」を執筆している。

鎌倉さんは、本当はひとりで全部、書こうとしていた。この本の著者の序にそう書いている。

〝言語障害に関する部分（6章）をのぞいて、全ての章をひとりで書き進むという企みも無謀ではあった。しかしこれには理由がある。

脳は、特定の部分が特定の機能を担うのと同時に、全体が複雑なネットワーク機構を形成している(と考えられる)。しかしその全てがことごとく解明されているわけではない。このようなときセラピストに求められるのは、脳の全体に対するその人の視座である。視座が定まらなければ、どのような観察も、どのようなアプローチも、生み出すことはできない。よしんばできたとしても、それは表面的な、その場しのぎに終わるだろう。

それにセラピストは、自分の得意領域の患者だけを選んで仕事をしてよいわけではない。どのような患者が来てもひととおりの対応ができるように、自分の知恵と技を整えておかねばならない。ひとりの作業療法士にそれがどこまでできるのか。本書で実験がしてみたかった。〟

しかし、鎌倉さんは、1章だけ、本多さんにお願いしている。序はこう続いている。

〝(もちろん言語障害まで触手を伸ばすことはできない。私が信頼するこの領域の専門家、本多留美さんに該当章の担当をお願いした。)〟

そう、本多留美さんは、OTではない。この本に唯一登場する言語障害の専門家――STだ。

私が、STの存在を知ったのは3年前、映画『潜水服は蝶の夢を見る』だ。

2007年に製作されたフランス映画で、監督はジュリアン・シュナーベル。女性ファッション誌『ELLE』の名編集長として有名だったジャン＝ドミニク・ボビーが、自身の左瞼の「瞬き」で書いた自伝を映画化したものだ。2008年に日本で公開されたが、その衝撃的内容と、映像のほとんどが主人公の目線であることで、とても話題になった映画だ。

「瞬き」で書いたというのは、ジャンは42歳という若さで脳出血を起こし、命は助かったがロックド・イン・シンドローム（閉じ込め症候群）になってしまったからだ。手足も、身体も、全く動かせなくなっていたし、声を発することもできなかった。そのため、外界に自分の意志を伝える手段を失っていた。唯一、彼が自分の意志で動かせるのは、左目の瞼だけだった。

あるとき、看護師が彼の左目が反応することに気づく。その気づきのおかげで、彼のもとにSTがやってくる。STは26文字のアルファベットが書かれているボードを、ジャンに示した。

そして、STがそのボードの1字、1字を指で指し、ジャンがそれに対して左瞼を瞬き、文字を拾うというやり方で、病に倒れてから初めて外界とのコミュニケーションが可能になった。

最初は、途方もない作業だったが、STとの共同作業で文章を伝えられるようになる、

ジャンは、自分は外から見るとただの動かない肉の塊であるけれど、目が見え、耳も聞こえ、

頭の中では前と同じように思考している状態を「潜水服」と表現したのだ。最終的には瞼を20万回瞬かせることによって、この映画の原作『潜水服は蝶の夢を見る』を書き上げるのだ。

〝ぼくは生きている。話もせず、身体も動かないが、確実に生きている〟とジャンは瞬いた。

映画を観て感動した私は、こういう仕事があるのだと初めて知った。そして、STとは障害に閉じ込められた人たちを、言語を通して外とつなげる仕事なのだと、そのとき思った。

当のSTの本多さんはこの映画を知っていたが、観ていなかったと、話してくれた。

「そうですね、大方は高次脳の障害によるものですが、そういう方も、もちろん患者さんの中にはいらっしゃいます。そういう稀な病態の方への援助も、仕事の一つですね。コミュニケーションが取れるようにお手伝いするっていうところですね」

本多さんは、上智大学大学院言語聴覚研究コース出身のSTだ。

1985年に開設され、今もある、上智大学大学院言語聴覚研究コースである。

本多さんはそこを卒業後、1996年、大学院時代の恩師であり、当時、広島県立保健福祉短期大学言語聴覚療法学科教授だった綿森淑子氏に声をかけられて、同大学の助手になる。そのあと1998年に広大大学院へ行き、鎌倉さんの教え子となった。前年、言語聴覚士法が制定されており、本多さんは1999年3月の国家試験開始時にSTの資格を取得している。

「鎌倉先生のことは、名前は存じ上げていました。私は、鎌倉先生ぐらいしか、OTの先生って知らなかったんじゃないかと思います。でも、それまでお会いしたことはありませんでした」

それなのに、鎌倉ゼミへ行った。それには、ちゃんとした理由があった、

「綿森先生（現・広島県立保健福祉大学保健福祉学部コミュニケーション障害学科教授）に、大学に勤めるんだったら学位を取りなさい。私の東大衛看の先輩の鎌倉先生がちょうど広大にいらっしゃるから、鎌倉先生のところは作業療法だけれども、あそこへ行くといいんじゃないかと、おっしゃったんです。綿森先生としても、鎌倉先生は、非常に信頼をしている先輩なんだと思うんです。あの先生はいい先生だと、綿森先生が思われたんだと思うんですよねえ」

鎌倉さんに、本多さんが、一番最初に会ったのは、大学院の入試面接だった。

「鎌倉先生の面接があったんですよ。すごい緊張していたんで、覚えていないんですけれども、一つだけ、年齢を聞かれて、まあ、まだ若いわね、と言われて、この先生は、私の年齢でまだ若いとおっしゃるんだ、と思ったくらいです。鎌倉先生は、本当に余計なことは全然おっしゃらないし、何て言うんだろう、全く装飾がないですから。社交的な笑顔とか、社交辞令とか、何かそのくっついているものが無いんです。プレーン」

「プレーン」それが、鎌倉さんの第一印象だ。本多さんは、そのとき、35歳だった。

本多さんの広大大学院の博士論文は〝軽度アルツハイマー病患者の談話の特徴〟

「本当はゆっくり勉強させてもらおうと思ったら、ちょうど3年で鎌倉先生がいなくなるって

聞いて、えーって言って。それで、急いで、3年間で終了するように、頑張りました」

本多さんの正しい論文タイトルは〝軽度アルツハイマー病患者の談話の特徴――情景画の叙述ならびに手順の説明課題から〟だ。

「中身は、認知症の人の会話とかコミュニケーションは、失語症の人と何が違うのか。あのぉ、全然違うんです。認知症の人というのは、記憶の問題があって、そこで話の内容が違って来るというのがあるんです。けれども失語症の人というのは内容的な問題はない。ただひたすら言葉が出にくい、出ない、ということですよね。話題も、認知症の人はかなりポンポンポンポンと回っていくんですけれども、失語症の人はテーマがこれだったらそれについてだけ」

失語症の人の場合は、ここで話しているテーマは分かっているが、言葉が出て来ないので、どうしても、そのテーマにこだわってしまうようなのだ。

「認知症の人のほうは、今のこの状態を瞬間は理解していると思うんだけれども、何か答えを考えているうちに、そのテーマを忘れていくというか、そんなようなことですね」

ところが、認知症なのに、失語症だと診断され、STのところに送られて来ることがある。

「話さないとそういうふうに見えるのかもしれませんねえ。話しかけ方がうまくないと、話さないのか、話せないのか、分からなかったりすることもあるでしょうし、本当に短いやり取りだと分からないことも多いんだと思うんですよね。あと、私がその論文の対象にしたのは、かなり軽度の方たちなんです。認知症の人って、軽い人ほど、自分が何かおかしいという猛烈な疑問を抱えていますから、隠そうとするんですね。だから、余計なことは話さない人もいる」

だから、ますます、失語症と勘違いされるということらしい。

本多さんの語る、鎌倉さんのすごいエピソード。

「私も、ものすごい迷惑をかけたんです、忍びないです。論文を書いていたら夜中になっちゃって、私、夜中なのに聞きに行った。そしたら先生は指導をしてくださった。私、わけが分からなくなっちゃって倒れちゃって、先生が家まで車で送ってくださったことがありました」

そのとき、論文のことで、本多さんは行き詰まっていたらしい。

「どこで行き詰まっていたか、よく覚えていないんですが。とにかく大変なんですよ、膨大なデータをまとめないといけないので。というか、私にとっては膨大でした。他の方にとっては、それくらいと思うかもしれませんけれども」

かいつまんで、説明しよう。本多さんは、認知症の人と失語症の人の会話やコミュニケーションの取り方がどう違うかを知るために、認知症者に失語症者と健常高齢者を加え計10数人との対面調査を行った。それらをすべて録音テープに録り、書き起こし、自分が気づいたことをメモに取り、6名のセラピストにも気づいたことを訊ねた。膨大なデータとは、そのことだ。

「それを整理して、まとめようと思ったときに、いろいろ細かいところに目がいってしまって、まとめられないっていう感じなんでしょうね。それで、先生が来てくださったら、こういう感じでって、ちょっと遠くから鳥瞰的に見てくださって」

それで、本多さんはそのあと、倒れたらしいのだ。

「私、眠気に弱いんですよ。たぶん眠くなってわけが分からなくなったんだと思うんですよ」

これを鎌倉さん側から聞くとこうなる。

「彼女が来たんですよ、私のところに。本多さんが私の研究室に来ました。そして、確かに送りました。その夜の本多さんは、本当に煮詰まって、疲労困憊していて、とてもこのままじゃ、ひとりで帰せないと思いましたから、送って行きました」

高畑さんや清水さんたちが言っていたように、やっぱり、鎌倉さんは夜中に研究室にいたのだ。そして、学生たちが、夜中に訪ねて行っても、きちんと対応していたのだ。

本多さんの指導教員としての鎌倉さんの感想は、〝怖かった〟!?

「厳しいっていうか、怖かった。怖いですよ。私がOTじゃなくてSTだからなんだろうなって思っていたんですけれども、私のような者でも、本当に対等な立場の人間として意見を尊重してくださったり、上からじゃなくて対等に話をされるので、それが怖かったです」

本多さんにとっては、自分がすごいと尊敬する人に対等に扱われることは、〝怖い〟のだ。

「いやあ、普通の話のときは、鎌倉先生は、結構面白くってクックッて、笑えたりとかありますけれども、それは別です。仕事の話とか、研究の話になったときに、あまりに私の言うことを尊重してくれるのが怖かったですし、これは先生に教えてもらおうと思って聞きに行っても、あなたはどう考えるのって、すぐに返されちゃうんです」

高畑さんも言っていた、〝あなたはどう考えるか？〟である。

ということは、鎌倉さんは、本多さんに何も教えてくれなかったということなのか。

「いや、すごい先生です。うーん、今、私が何か迷ったとき、鎌倉先生ならどうされるのかな、どういう決断をされるかな、というのが、私にとって、すべて基本になっているようなところがあるんです。ところが、それが分からなくて、スッと答えが出て来ないんですけれど。例えば、何か学生の指導で迷ったときとか、患者さんのことで迷ったときとかに、鎌倉先生だったらどうするかなって考えるんです。これは、あくまでも、想像の世界なんですけれども」

本多さんの語る、鎌倉さんの面白いエピソード。

大学院時代、鎌倉さんと本多さんがふたりで、高次脳機能障害の青年を定期的にみていたときのエピソードだ。

その背景については、鎌倉さんに先に説明してもらおう。

「20代の男の人で、脳出血だと思いますが、ある種の高次脳機能障害に陥ったんですね。入院先のリハビリテーションスタッフが、こういう症状に対してどうしていいのか分からないと、正直に言ったらしいんですね。そう言われたお父さんは心配になって、いろんなところへ問い合わせをして、広大に鎌倉というのがいるからと言われたらしく、連絡が来たんです」

電話が来たのだ。鎌倉さんは、とりあえず会う約束をした。

「どうも様子を聞いていると、言語の問題があるかもしれないということが分かって、私だけでは太刀打ちできないと。それで、本多さんと一緒にみるとちょうどいいかなと思って、本多さんに持ちかけてみたら、受けてくれたんです。じゃあ、ふたりで受けてみましょうね、非公式に、お金も取らず、医療ということではなく、研究室に来てもらったんです。月1回、結構長いこと会い続けましたね。本多さんは、そのことを言っていると思います」

そのときの鎌倉さんの面白いエピソードだ。ここからは、本多さんの話だ。

「その患者さんは、記憶障害もあって、自分の病識も無い人だったんです。その患者さんに対して、鎌倉先生が、何かしらメモを取ったほうがいいんじゃない、って言うアドバイスをされてたんですけれども、その言い方が面白くてね」

〝あのー、老婆心から言うんだけど。ほら、私って、老婆でしょ。本当に老婆でしょ。だから言うんだけれども、何かしらメモを取ったほうがいいんじゃないかしら〟

そう、鎌倉さんは言ったらしいのだ。あははは、ダジャレではないか。何だかいい話だ。

「鎌倉先生は、患者さんにアプローチしていくとき、何かちょっと引き気味で、フォローして行く感じなんですね。最終的には、その患者さんに向かってすごくストレートに入っていくんですけれども、押しつけがましいところは全く無い。相手が若くても、こうしなさい、というような上からの命令をしたりしない。必要なときはスパッとおっしゃると思うんですけれども、アプローチするときは引き気味に、相手の出方を見ながら、決して押し付けがましくなく、やっていくという感じで、いいなと思ったんです。あと、初めて患者さんに会うときは、非常に緊張してらっしゃるんです。うん、患者さんに会う前の、あのソワソワした感じは、すごくいいなあ、というか安心しました。私もすごくそうなるほうだったから」

そんな本多さんにとって、STとは。そして、STとOTの違いとは。

「STは、面白いです。訳が分からなくて、混沌としているのを、一つ一つ、こうだよな、こうだよな、こうじゃないよな、こうじゃないよな、と無理矢理見通しを立てて行くのが面白い」

STの目標とは、言語を通して、障害を持つ人を社会につなげていくことなのだろうか。

「うーん、それは、人によりけりですよね。何とかしてつないであげたい、つながなければと思わせる人たちがいます。でも、最近思うようになったことかもしれないけれども、この人たちは無理をしてつながないで、ここで完結して、この守られた環境の中で生きていくという生き方もあるよね。このまま居る環境を、どういうふうによくしてあげようか、という考え方もするようになりました」

ふーむ、本多さんの話を聞いていると、STとOTの違いが、分からなくなってきた。

「そうですねえ。うーん、失語症だったら、STの出番というのはすごくあるけれども、例えば記憶障害。私は、記憶障害の人に惹かれるんです。やっぱり、不思議っていうか、謎なんですね。記憶障害を持って生きるということはどういう感じなんだろうと、まだまだ新しい気づきがあるんです。でも、記憶障害の場合、OTとどこが違うのかというと、あんまり違いは無い。誰がやっても、記憶障害の方って、何かを学習してもらうときは、とにかく繰り返しが命だから。だから、まあ、高次脳機能って、記憶障害もそうなんですけれども、いろいろ訓練とかをやったりするのは、誰でもいい、別にSTじゃなくてもいいんですね。認知症の臨床の場に入ったりしますと、介護士さんによっては、すごく上手に反応を引き出したりしますから。STは、そういう優れた介護士さんを見つけたら、他の人とどこが違うか、どういうふうに上手なのかを言葉にするのが得意なのかなあと。それを言葉にしていって、伝える仕事とかもあるよね、って、今は、思っているんです」

なるほど。もう一回、本多さんに訊いてみよう。

STとOTの違いは何か？

「だから、つまるところ、違いはあんまり無いと思うんです。ただ、例えば同じ〝読めない〟という訴えの患者さんをみるときに、入り口が違う。まず、言語として読めないのかなとみていくか、視覚的に認知ができないのかなとみていくかとか。そして、じゃあ、この人に何をしたらいいだろうと思ったときに、手持ちの材料とか道具とか、思いつくものがちょっと違う。STだったら、言葉に関係のある課題やゲーム、歌、何かの本とかの教材を思いつくけど、OTだったら、もう少し作業的な課題を思いつくのかなあと思います」

鎌倉さんが広大時代にみていた高次脳機能障害の〝魚釣り好きのおじさん〟を、本多さんが引き継いだという話を鎌倉さんとしていたときだ。私は、ＯＴがみていた患者をＳＴに引き継ぐことがあるのか、と質問した。それに対して、鎌倉さんはこう話してくれた。

「あの、高次脳機能障害患者に対してやることは、そんなに差がなくなるんですね。ＯＴがやっても、ＳＴがやっても、要はセラピスト次第なんです。職種次第なんじゃなくて。特に高次脳機能障害はそうなんです」

『高次脳機能障害の作業療法』の共著者になってしまったこと。

「本当に、これは、私は怖いもの知らずで、お引き受けしてしまったと思っているんです」

言いにくそうに、本多さんは言った。鎌倉さんからは、どういうふうに依頼されたのか。

「どういうふうに言われたのかしら。何か、言語のところはやっぱり、言語の人に書いてもらったほうがいいと思ったの、っていうような感じだったと思います。最初、本多さんやってね、みたいな感じで言われて、エーッて思ったんですが、それよりも何か、鎌倉先生にいろいろ教えてもらえるかなという気持ちのほうが強かったんですよね。でも、お引き受けしてから、そうだ、鎌倉先生は、何も言ってくれないんだと思って、怖かったです」

鎌倉さんは、自分が書き終えた中のある章を、〝参考に〟と渡しただけだった。そして、書き終わったあと、〝私と一緒に書いたがために、あなたが、自分の責任の無いところで、いろいろ批判されることもあるかもしれませんけれど、そしたらごめんなさいね〟と言ったらしい。

うむ、なかなか怖い。本多さんにとっては、かなりのプレッシャーだったに違いない。そのせいだろう、『高次脳機能障害の作業療法』を読み進めていくと本多さんの第6章は、知性的な洗練された文体の力作だが、そのスキのなさゆえに本多さんの緊張感がより伝わってくるのだ。

本多さんは、本多さん独特の視点を持っている人だ。とても細やかで、深い考え方を持っている人だ。私は、本多さんと話をしていて、そう思った。本来の本多さんのその深いものの見方、考え方がもっと表面に出ていたら、もっと面白いものになっていたに違いない。

鎌倉さんに、そんな私の思いを伝えた。鎌倉さんは、こんなふうに話してくれた。

「本多さんは、本当に不思議な人です。本当に正直なんですよね。本当に正直なんだけれども、地金がいいもんだから、その正直が不愉快でない。私の大学院の授業はディスカッションが非常に多かったんですけれども、決して能弁ではないですけれども、本多さんの発言というのは地味なんだけれども、含蓄があって、とてもよかったですね。それで、あのねえ、今までいくつか、STが失語について解説を書いているのを読んだことがあるんですが、今回の本は、何かちょっと、ひと味欲しいなあという気持ちがあったんで、本多さんだと、非常に素直なお人柄だし、話してみると割と臨床感覚が私と似たところがあるので、私に少し歩み寄って、私の気持ちを読み取ってくれるかもね、って思って頼んだんです。よく歩み寄ってくださっています。でもまあ、枠を与えられちゃったから、本人は書きにくかったかもしれないですね」

第11章

「作業療法士・鎌倉矩子」の仕事の終わらせ方。

本当は、余生のはずだった。しかしまた大仕事が待っていたのだ。

２００１年４月、鎌倉さんは国際医療福祉大学大学院保健医療学専攻作業療法学分野教授となる。

この国福大というのは１９９５年に開学した新しい大学だ。そこに杉原素子さんがいた。その杉原さんから、大学院に博士課程ができるから、ぜひ、来て欲しいと呼ばれたのだ。

「どうしてもこのタイミングで移って欲しいと言われて、それで行きました」

国福大は、もともと65歳で仕事を辞めようと思っていたから、最後の職場のつもりだった。

「そんなこと言うと国福大に失礼なんですけれど、広大を辞めた時点で、私の人生はここで一応区切ったと思っていたんです。ただ、人間は65歳まで働かなきゃいけないからと、思っていたので、まあせっかく言ってくださるから、ここにお勤めしたっていうことなんです」

ところが、それが、また、大変なのである。

「ここでの主な仕事が、実は大学院のマネージメントだったんです。大学院長はもちろんいらっしゃるんですけれど、その補佐役として仕事をしました。というのは、大学院が開設されたばかりで、まだ混沌としていました。行ってみたらね、びっくりしました」

その大学院は、大学院としてのシステムがまだできあがっていないように見えた。

「研究指導も、授業も、きちんと行き届いていないところがある、カリキュラムにも不足がある、日頃の会議体制や教員間のコミュニケーションのとりかたももっと工夫したほうがいい、と、私には見えたんです。それで、バッサバッサと整理させてもらいました」

組織作り、情報システム作り、論文の提出方法、論文審査のシステム作りなどなど、まあ、とにかくいろいろ、本当にいろいろやったらしい。どこへ行っても、仕事師なのである。

「だって、大学院って言うからには、大学院教員って言うからには、せめてこうでなくちゃまずいんじゃないって思いがありました。もちろん、むこうには驚かれましたよ。でも、杉原さんは、気持ちよかったと言ってくれました。」

鎌倉さんは面白い。やりたくない、やりたくないと言っていたりするのに、自分の納得のいかないことが起きていたり、誰かが困っていたりすると、突然、むくっと立ち上がる。

「いやあ、お節介なんだと思います。基本的にお節介なんですね。いかにも私は深く関わるのが嫌いみたいな顔をしていますけれど、何かのときにそれがほころびちゃうんですね」

杉原さんは、その性格を知り尽くしていたから、大学院の立て直しをお願いしたのだろう。


本当は、ずっと前から、65歳で辞めると決めていた。理由は、こういうことだ。


「だいぶ前から周りを見ていて、人にももちろんよるけれども、大体60歳ぐらいから力が衰えるなと思っていたんです。もの分かりは悪い、間違いは多い、話はくどい、なんか頼んでもちゃんとやってもらえない、そのくせ偉そうに待遇して欲しがるし、うん」

そして、鎌倉さんは引退の目標を65歳とした。ところが、計画通りにはいかなかった。

「65歳できっちり辞めて、田舎に住み移って、そっからはもうすべて浮き世とのつながりを断つぐらいのつもりでいたんです。ですけど、4年経ったときに、予定の期限になりましたから、失礼しますと言ったら、困ると、引き止められました。そのときは、田舎に帰ってもいいけれどと、田舎から東京キャンパスまで週に何日か通えと。それならいいかなあと思って、あと2年だけって言って、自宅から通うのを続けていたんですね。そして、2年が来て、さようならって言いかけたら、いやあ、すまない、もう1年だけ頼むと言われて、さらに1年と」

結局、7年勤めるはめになった。

そして、68歳で仕事から一切手を引き、『高次脳機能障害の作業療法』を書き上げたとき、70歳になっていた。

「それを書き終えてみると、やっぱり私の中で、ちょっとほっと抜けたところがあると思いますね。それと同時に、自分の力の衰えを感じる瞬間が増えた。これは明らかに、客観的にも落ちているに相違ないと思います。70歳過ぎてもアタマが大丈夫という人は滅多にいないなあと思うし、いろんな大学の先生のお古を使っている私立大学といえども、みんな70歳が定年ですから、あれは賢いなというふうに気がついて、それでまあ、ちょうどいいなと」

そんな国福大だったが、わざわざ鎌倉さんを目指して、生徒がやってきた。

森田（阿部）さんもそうだし、岩崎さんもそうだ。広大大学院から移ってきた人もいた。

そりゃあ、鎌倉さんである。大学院を建て直しつつ、もちろん学生の指導もしっかりとやったのだ。相変わらず、つきっきりの学生指導もしていた。

「だけどそうしないと仕上がらないんですもん。私は予想もしなかったけど、そうなっちゃったんですよ。最初は、私も、津山先生から受けた指導方法で良いと思っていたんです。ところが、私の学生は、そうやってみたら、ある日研究室に入ったら、途方に暮れて、真っ青な顔をして、本当に壁に寄りかかって、青い顔をして座っていたんですよ」

これは、広大大学院のときの話だ。

「大学院生が入ってくると、論文を書くための研究をしてもらって、というか指導をして、最終的には論文にまとめるわけでしょ。それで、データが集まった段階で、だいたいの学生は途方に暮れちゃうんですよ。そのときに、ああ、これはほっといちゃ駄目なんだと。黙って見ていても、この人たちは前へ進むことができないんだ、今困っているんだ、自分が受けた教育を、そのまんまそっくり自分の学生に実施するのではいけないかもしれない、と思ったんです」

これは手を出さないといけない、ちゃんと引っ張らないといけない、と鎌倉さんは思う。

「そういうふうに考え直して、それ以降は、放任はしていないです。あんまり干渉しないようにしながら、対話形式で誘導する、ヒントを出す、それでも駄目なら一緒にやる、というやり方です。学生によるわけです。自分で伸びて行く学生もいますから、そういう人たちには余計な干渉をする必要はないと思いますよ」

は窺いにくい生活の一部始終を知ることになった〟と、あり、母親が97歳のときに、認知症を発症したときのことを書いているのだ。

ある朝、いつものように朝食の支度をしようとしたときに、「分からない、分からない」と言い出した。そのあと、住んでいたマンションの郵便受けに朝刊を取りに行ったのだが、なかなか戻って来なかった。鎌倉さんは、マンションの1階まで様子を見に行くと、オートロックの玄関ドアの外に、母親は新聞を手にして立ちすくんでいた。いつもなら持っていく鍵を忘れ、ドアホンを押して娘の鎌倉さんを呼び出して、開けてもらうことも思いつかなかったのだ。

母親は、そのことが余程ショックだったのか、それから約2ヵ月間、重い鬱状態となる。そのあと少しずつ鬱症状は回復するが、〝記憶の障害とある種の行為困難〟が目立つようになってきたと、鎌倉さんは書いている。このとき、鎌倉さんは、仕事を辞める予定の65歳だった。

鎌倉さんの母親は父親を看取ったあと、80歳直前の1986年頃から、娘の鎌倉さんと共に暮らしてきた。それは、都医短のときで、3DKの板橋区の西台のマンションだった。

1993年に鎌倉さんが広大に移ったときは、オンボロの国家公務員宿舎だった。あまりにオンボロで汚くて、母親が可哀想だからと、半年後、鎌倉さんは3LDKの新築マンションを購入して移るのだ。そのとき、母親は86歳だった、

そして、2001年に国福大に移ったとき、母親は94歳になっていた。

「西那須野町の賃貸マンションに移りました。広さは、広島のマンションと同程度でしたね」

仕事人間の娘をずっと支えてきた母親は、そこで認知症を発症したのだ。

鎌倉さんは、65歳で故郷に移り住んだのは、母親の認知症のせいではない、最初から自分で決めていたと否定したが、私は、母親のことが大きなきっかけになったのではないかと思う。何故なら、都医短から広大に移るときも、鎌倉さんは母親に事前に了解を取っている。広大から国際に移るときも、〝そろそろ母親が帰りたいだろうから〟と、語っている。どこかに、いつも、母親のことがあったのではないかと、私は思うのだ。

鎌倉さんの住所遍歴を聞いていたとき、故郷の家のことを鎌倉さんはこんなふうにも言った。

「建て替えたときは、夏の別荘のつもりでした。でも、建ててみたら、住めるじゃんと思ったのと、待てよ、私は定年後どこに住むか全然考えていなかったけれども、ここがやっぱりいいわ、と思ったんです。だから、私は、最後はあそこに帰ろうと。母も帰りたいだろうしと」

田舎での母娘の生活は、ふたりの涙でスタートした。

鎌倉さんが東京に仕事に出かけるとき、母親をショートステイに預けるしか方法はなかった。

「最初、母はショートステイに、すごい抵抗がありました。絶対に行かないって、泣いたんです。仕方が無いから、私も泣いたら、母は突然親になって、〝分かった、行く〟と言い出して」

そのとき、鎌倉さんは、泣くしか方法がなかったのだろう。そして、母親のほうは、娘が本当に困っていると、感じ取ったのだろう。そうやって、3年間、東京・青山まで通った。

認知症の母親との暮らしは、自著『高次脳機能障害の作業療法』の中にある通り、臨床家としての新たな発見があった。作業療法というのは、本当に現場の学問なのである。

〝それは、それまで家事をこなしていた97歳の母親が、ある朝突然作業不能に陥ったことによって始まった（中略）。2カ月後、軽い鬱状態を脱した後に問題となったのは、本人が「食後の茶碗洗いはするよ」と強く主張したことである。しかし何であれ素手で水洗いするだけなので実用にならなかった。

洗剤と手袋を使うように導きながら、米を研ぐ作業を頼みながら、ベランダで一緒に鉢の植え替え作業をしながら、私は母の行動をつぶさに観察した。その結果から私が得た結論は、母は「（告げられた）多数情報を処理できない」、「（見えている）多数選択肢の中から選べない」、「告げられた言葉からイメージを想起できないことがある」、「コレはわかるがソレはわからない」、しかし「手にした道具と材料は正しく順序良く扱う」ということである。

この推理を土台にして、私は茶碗洗いの支援作戦を考えた。流しに必要物品をすべて整えたうえで母を呼び、まず手袋を手渡してはめるのを見届け、次に洗剤容器を手渡して彼女が洗剤液を桶に垂らすのを見届け、そのうえでスポンジを手渡して、「はい、お願いします」と言ってみた。作戦は成功し、母は次々と下洗いを行い、すすぎ、籠入れをこなし、滞ることはなかった。（後略）〟（第40回日本作業療法学会ＯＴ協会設立40周年記念講演〝プロフェッショナルの成長〟の抄録より）

母娘だからこそ聞けた、言葉もあった。

小さな脳梗塞を起こしていたと分かったとき「やっぱり私、病気だったんだね。どうも変だと思った」と言った。何かをさせて欲しいと、鎌倉さんに頼んだときは、「だって、人間は何もしないでなんかいられないもの」と訴えた。しばらくあとのこと、鎌倉さんが台所で作業をしていたら、そこへやってきて「この矩子は、本物？」と聞いた。

「本物だよって、答えるんです。うふふふ」と、鎌倉さん。それで、母親は安心したと言う。

とうとう、2008年3月、68歳で国福大も辞めるのだ

津山氏の最終講義の話を聞いていたので、鎌倉さんの最終講義はなかったのか訊いてみた。

「津山先生のあれは慣例なんです。すべての大学教授は、最終講義というものを、ああいう形でやるんです。でも、私は、定年退職じゃないですから、やらなかったです」

定年退職ではないから、やらなかったと平然と言うのだ。そんな……。

「作業療法学会のほうは、引退講演を三つやって辞めたんですよ。えーと、長野の学会（2004年）でやった〝行く手は患者が告げている〟。茨城の学会（2005年）でやった〝手よ——この、世界への接点〟でしょ。それから京都学会（2006年）でやった〝プロフェッショナルの成長〟。その三つで私は作業療法士協会にサヨナラを告げるって思って話をしました」

自分では、サヨナラのつもりだったが、もちろん、そのことは世間には公言していない。

「そんなこと、演壇では言えないじゃないですか。だって、恥ずかしいじゃないですか。そう

やって去って行くんです。サヨナラだけが人生さ、へへへ」

そして、最後の仕事場が、認知症デイサービスで働くOTの指導となった。

これもまた、杉原さんからの頼みだった。杉原さんは、開設したばかりの新宿けやき園の施設長になったので、そこの認知症デイサービスの施設管理者をやっているOTの指導をやって欲しいと頼んだのだ。杉原さんは、どんな形でもいいから、鎌倉さんに仕事を続けて欲しいと思っていたふしがある。頼まれたほうの鎌倉さんは、月に1~2回だけならと、引き受けた。

2000年の介護保険制度スタートから、リハの世界も大きく変化して行く。

2002年の診療報酬改定では、リハビリテーションの診療点数が大幅改定され、入院中の早期リハビリテーションの点数が引き上げられた。また、STの点数が、ほぼPTとOTと同じに引き上げられるのだ。STが、医療の世界で他のコメディカルと肩を並べたということだ。

2003年には介護保険制度施行後、初めての介護保険料の見直しと介護報酬改定が実施される。より自立支援を目指し、介護老人保健施設、介護療養型医療施設、通所リハビリテーション訪問リハビリテーションなどで、利用者個別のリハビリテーション加算が導入される。また医療制度改定による療養病床の削減に伴い、回復期リハビリテーション病棟が急増するのだ。

障害者福祉サービス利用の仕組みも、措置制度から障害者支援費制度に変わる。個人の自立支援、利用者によるサービスの選択の尊重、サービスの効率化などといった、方向が打ち出され、2005年には障害者自立支援法が成立。これにより、2006年から、障害の種類に関わらず、共通の制度によって福祉サービスが提供されるようになり、これまで応能負担だった障害者医療・福祉サービスが、定率負担（1割負担）となる。

しかし、2006年の診療報酬改定で、疾患別リハビリテーション料の導入とともに、算定日数の上限が設定されるのだ。これは、それまでの流れを止めるような改定であった。

2006年4月8日の朝日新聞「私の視点」という欄に、世界的に有名な免疫学者の多田富雄氏が、〝診療報酬改訂　リハビリ中止は死の宣告〟という内容の文章を寄せている。

〝私は脳梗塞の後遺症で、重度の右半身まひに言語障害、嚥下（えんげ）障害などで物も満足には食べられない。もう四年になるが、リハビリを続けたお陰で、何とか左手だけでパソコンを打ち、人間らしい文筆生活を送っている。

ところがこの三月末、突然医師から今回の診療報酬改定で、医療保険の対象としては一部の疾患を除いて障害者のリハビリが発症後一八〇日を上限として、実施できなくなったと宣告された。私は当然リハビリを受けることができないことになる。

私の場合は、もう急性期のように目立った回復は望めないが、それ以上の機能低下を起こせば、動けなくなってしまう。昨年、別の病気で三週間ほどリハビリを休んだら、以前は五〇メートル歩けたのに、立ち上がることすら難しくなった。身体機能はリハビリをちょっと怠ると瞬く間に低下することを思い知らされた。（後略）〟（多田富雄著『わたしのリハビリ闘争　最弱者の生存権は守られたか』、青土社、2007年より）

多田氏の文章は、急性期だけでなく、180日後の慢性期、維持期も、リハビリテーションが必要であること。そこでリハビリテーションが打ち切られたら、みな、廃人になってしまう。身体機能維持は、寝たきり老人を防ぎ、医療費を抑制するはずなのに、逆行した措置である、と続く。そして、こう訴えている。

〝何よりも、リハビリに対する考え方が間違っている。リハビリは単なる機能回復ではない。社会復帰を含めた、人間の尊厳の回復である。話すことも直立二足歩行も基本的人権に属する。それを奪う改定は、人間の尊厳を踏みにじることになる。そのことに気づいて欲しい〟

しかし、残念ながら、この上限設定は、2011年の今も続いている。

今、リハビリテーションに携わっている人たちは、改めて、「リハビリテーション」について、どうあるべきか、どうあって欲しいか、しっかり考えねばならないときに来ているようだ。少なくとも制度設計を国だけに任してはいけない。あくまでも医療の枠組みの中で、慢性期、維持期のリハビリテーションを考えていくのか。それとも、病院を出て、もっと地域の中でリハビリテーションに取り組んでいくのか。そこは、大事な論点だと思う。

どちらにしても、鎌倉さんだけでなく、ここまでにたくさんの臨床家の人たちの話を聞いてきて、リハビリテーションは長期的に考えなくてはいけないと、私は思った。

それこそが本当の「リハビリテーション」だと思った。

「鎌倉矩子」を巡る人たち——杉原素子さんと糸井きくさん

鎌倉さんのメールから始めよう。

私が、最後の仕事場を見学したいとお願いしたとき、鎌倉さんはその許可を得るために、新宿けやき園の施設長であり、国福大大学院教授の杉原素子さんにメールを書いてくれた。

〝杉原素子さま

今日は。（中略）奇妙なお願いです。

どんな風に説明すればよいかわからないのですが、あるライターの方が私の履歴に関心をもち、情報を集めたいと望んでいます。仕掛け人は元三輪書店社長、いまＣＢＲの三輪さんです。

三輪さんはどうやら、日本の作業療法士第一世代のひとりである私の来し方を記録に留めることが後続世代の役に立つのではないか、と考えたもようです。

私は困ったことになったな、と思いましたが、『私』をはずして考えれば、そういう本があって構わないし、意味もあることだろうと考えました。断るのは偏屈かもしれないし、自分の人生を否定することになるかも、とも思いました。それで、えいままよと、マナイタの上の鯉になることにしました。実におそろしいことではありますが。

さて、（中略）ここからがこのメールの本筋です。

（ライターの）勝屋さんは月１回の新宿けやき園での私の仕事ぶりを見たいといい、訪問を希望しています。○月○日の私の出勤日に合わせると言っています。

私は見栄えのするような動きは何もしていないと言ったのですが、本人にしてみれば、やはり見たいのでしょうね。承諾せざるを得ませんが、それより先に施設長のお許しをもらわなくてはいけません。よろしいでしょうか。

もうひとつのお願い兼お伺いは、杉原さんの目に映ったカマクラノリコ像を勝屋さんに話してやって頂けるか、ということです。（中略）どうぞ冷静かつ客観的なところをお話しください。いや、主観的にしゃべりたければ、それでもいっこうに構わないですが。

まことに奇妙な、気のひけるお願いですが、どうかよろしくお願いします（後略）〟

こうして、新宿けやき園に通う許しを得て、杉原さんにも会い、話を聞くことができた。

杉原さんにとって「つっけんどんで冷たかった！」が、鎌倉さんの第一印象。

今までにも何回か登場いただいているのだが、杉原さんの経歴を簡単に紹介しよう。

杉原さんは、1968年にお茶の水女子大学（以下・お茶大）大学院人文科学研究科修了後、東京都民生局に入局、東京都心身障害者福祉センターに勤務。1年後、東京都からの派遣で、南カルフォルニア大学作業療法学科へ留学し、アメリカで作業療法士の資格を取得する。帰国後、都衛生局の管轄の府中リハ学院の教師となる。府中リハ学院に13年務め、1985年、都民生局から名称変更していた都福祉局へ異動、再び心身障害者福祉センター肢体不自由児科へ。そのあと、東京都を辞め、1995年に国際医療福祉大学保健医療学部長、国際医療福祉リハビリセンター長を経て、2008年6月、新宿けやき園の開設に伴い施設長に就任した。

また、1991年から2001年までの10年間、日本作業療法士協会会長も務めている。

実は、この本に登場する人の中で、津山直一氏を除くと、杉原さんが一番、鎌倉さんとの関係が古い。というか、長いのだ。杉原さんは、お茶大大学院人文学科研究科のとき修士論文を書くために、整肢療護園に通ったことがある。そこで、鎌倉さんと会っているのだ。

「そりゃあ、つっけんどんで冷たい先生でしたよ、ハハハ」

と笑いながら、杉原さんは、鎌倉さんの第一印象を表現した。

「今でもいつも、鎌倉先生には、あのときはつっけんどんで冷たかった、って言っているのですが、へへへへ。まあ、実際は、私には全く無関心だったということですけれども」

しかし、杉原さんが、何故、修士論文を書くためのフィールドを整肢療護園にしたのか。

「どうしてそのような領域に目が向いたかというと、大学1年ときの2月に、急性肝炎を患い、無理をして重症だったのです。それなのに私は、早く退院して大学生活に戻りたいと言い続け、入院・退院を繰り返し、挙句の果てに、より重篤な状態になったのです」

とうとう主治医に〝世の中は、君がいなくても何も変わらない〟と宣告された。

主治医は見るに見かねて言ったのだろうが、ちょっとひどい言い方だ。

「その言葉で観念して、1年間休学しました。入院した当初は、友だちが見舞いに来て、頑張れとか言ってくれたけれど、そのうちだんだん来なくなり……。そのときの体験が、私の心には痛く残りまして。それで、障害があってコミュニケーションが上手く取れない人たちは、私の痛みよりもどんなにか辛く、悲しいものだろうと思ったのです。なので、修士論文は、うまく話せない、動けない、歩けないなど、結果的に生活圏が狭くなる脳性麻痺の障害を有する子どもたちのことを考えました。知的障害が重い人もいますが、知的に問題はなくて、自分が思っていることをうまく表出できない人の無念さは、想像がつかないほどのものではないか。自分のささやかな無念の体験があったから、関心を抱いた領域だと思うのです」

お茶大は、教育者を育成する大学だ。そんな気持ちを抱えていた杉原さんは、特殊教育のほうへ、自然と関心が向いて行く。そのために、修士論文のテーマを〝脳性麻痺の視知覚障害〟とし、整肢療護園が研究のフィールドとなったのだ。そこに、たまたま鎌倉さんがいた。

鎌倉さんにこのことを投げてみた。ところが、鎌倉さんは記憶が全くないと言うのだ。

「杉原さんは、いつもそう言うんです。でも別に、私に用事がある人だと思っていなかったせいだと思いますけれどね。だって、私のほうは、杉原さんに整肢療護園で会ったっていう記憶が無いんですもん。私がもうそこを去りかけていたこともあって、たぶん、ちゃんと紹介を受けていないと思います。だから、私のお客さんだという意識が、全然無かったのだと思います」

時系列で見ると、杉原さんが通ったという大学院の夏休みは鎌倉さんは東大病院へ移っている。その直前に整肢療護園で確かに会っているようなのだけれども、45年経った今は藪（やぶ）の中だ。

しかし、それから数年後にふたりは、また出会うのだ。

「東京都作業療法士会主催の研修会で、私が何かを話すことになったときです」

と、杉原さん。そのときは、杉原さんのほうが、冷たい態度をとったらしい。

「お互い、相手の印象は、悪かったのではないでしょうか？　整肢療護園での印象もあったので、私は鎌倉先生を意識し過ぎたのだと思います」

と、杉原さんは言った。ところが、鎌倉さんとっての初対面の印象は全く違うのである。

「この研修会のときは、しっかり覚えています。お互い目が会ったとき、自然とふたりとも笑顔になったんです。それは、私には珍しいことで、だから、とても印象的だったんです」

自称・人見知りの鎌倉さんにとって、最初の出会いが、お互い笑顔だったというのは、なかなか無いらしい。それゆえ、鎌倉さんにとって、杉原さんとの出会いは、いい思い出なのだ。

「その前から、杉原さんの存在は知っていましたけれども、何となく気になっている存在であるわけです。そのとき、離れていたけれども、何となく杉原さんと目が合って、その瞬間、お互いにニッコリしたんですよ。本当に同時にニッコリしたんです。自分の反応も、相手の反応も、とても意外で。そのとき、きっとこの人とは、うまくやっていけると思いました」

そのあと、杉原さんと、鎌倉さんは、長い、長い付き合いになるのだ。人の出会いは面白い。


それでも、最初は、まだまだお互い遠くの人だった。


というのも、杉原さんは、すぐに子育てに入るからだ。ここからは、杉原さんの話だ。

「私は、次男の出産後ではあったけれど、とにかく協会活動に関われる人間が足りないから、協会活動に関わるようになり、そこで、また、鎌倉先生とお会いしたのです」

例の日本作業療法士協会長期展望委員会の委員に、杉原さんの名前がある。

「鎌倉先生は、研究もすごいけれど、マネージメント力がすごいですよ。状況の把握が優れているのです。いろいろな人たちの、いろいろな意見を聞きながら、今何を優先していったらいいか、何を問題にすべきか、それをどういう手法で解決していったらよいのかを、各種の委員会など協会組織の中でイニシアチブを取る力がすごいのです」

杉原さんには、鎌倉さんはぐいぐいとイニシアチブをとり、問題解決できる人に見えた。

「会議のときに、鎌倉先生は、自分はこう思う、と明確に伝えるのですけれども、その示される方向性は、私にはとてもよく理解できるものでした。ですから、この先鎌倉先生に付いて、邪魔と言われても、いやがられても、鎌倉先生から学んで行きたいと思ったのです」

杉原さんは、何より鎌倉さんのマネージメント力に惚れ込んだのだ。

「大学の教育課程を創り上げるのは、誰にでもできることではないのです。それもよい学部にしていこうと思っても、誰にでもできるものではないのです。鎌倉先生は、協会において、作業療法学を検討する委員会の委員長で、作業療法学の構造はこういうものであるということを、職能団体として、しっかりとモデルを創り上げました。各養成校はそのモデルを参考にして、教育課程を作ってきた。このように教育課程の基盤は、職能団体が発信するということを鎌倉先生はやられたのです。鎌倉先生が協会役員であったから、学問的水準に届く作業療法の質の担保がなされたのです」

絶大な信頼である。だから、杉原さんは、鎌倉さんが広大の定年まであと僅かというときに声をかけ、まだ、十分に整っていなかった国際医療福祉大学大学院の教育研究の位置づけをお願いした。そして、大学院の任期を終えたあと、長野へ帰ってしまった鎌倉さんを引き止めて、国際医療福祉大学グループの社会福祉法人新宿けやき園で働く作業療法士の指導をお願いした。

「鎌倉先生には、とにかくそばにいて欲しいというだけで、お願いしています」

都心の超高齢化地帯にある、新宿けやき園のこと。

鎌倉さんが、最後の仕事場の新宿けやき園の認知症型対応デイサービスに、私は3日間だけ通った。たった3日間しか通っていないので、見えたことはほんの少しである。

そのため、ここで紹介するかどうか、すごく悩んだのだけれども、鎌倉さんが、ここを最後の仕事場にしたということは、実に鎌倉さんらしいと思ったので、やはり書こうと考えた。

認知症型対応デイサービスというのは、人が老いて、病んで、衰えて、人の手を借りないとやっていけなくなって、やがてこの世から消えて行く、その少し手前のところを支える場所だ。そこで、鎌倉さんが何を見て、何を感じ、最後の生徒になった糸井きくさんに何を語ったかを可能な限り書いてみようと思う。

新宿けやき園のある百人町と隣町の戸山町は、かつて陸軍の施設や演習場があったため、終戦後、跡地にたくさんの集合住宅が建てられた。それらの集合住宅は1970年代に建て替えられたものから、最近建て替えられたものまであるが、それらのほとんどが都営である。古くからあるということと、少人数世帯向けに作られているために、高齢化率が飛び抜けて高い。

２００８年に新宿社会福祉協議会が、都営住宅・戸山団地住民の大半が占める、新宿区百人町４丁目地区の高齢化率が51・６％だと発表して話題になった。日本全体の高齢化率は、23・1％（『２０１０年高齢社会白書』）だ。新宿けやき園は、その百人町４丁目の一角にあるのだ。

見学初日、私は、午前８時45分に、けやき園に到着した。鎌倉さんは、もうとっくに来ていて、１階の事務室にいた。前日から来て近くのホテルに泊まって、そこからの出勤らしい。

鎌倉さんと一緒に、３階にある認知症対応デイサービス部門へ、エレベーターで上がった。

１日の利用者の定員が20人のデイサービス部門は、一つの広い部屋だった。

その広い部屋を、スタッフの事務作業スペース、キッチン、利用者のロッカー、主に静養に使われる２台のベッド、トイレ、鏡が付いた洗面台が、ぐるりと囲んでいるのだ。この部屋の隣には、デイサービス利用者のための個人浴槽が三つある、大きな風呂場もある。

利用者が１日のほとんどを過ごすのが、この広い部屋の半分のスペースだ。そこには大きなテーブルが二つあって、それぞれがA班とB班となる。A班とB班にグループ分けするのは、細やかなケアをするために法律上１グループ12人以内と決められているためだが、ここでは班の入浴を午前と午後に分けている。例えば、A班が午前中入浴時間だとしたら、午前中はひとりずつ入るので、入浴待ちの他のA班の人たちは塗り絵や工作などの個人作業をしている。そして、みんなで昼食を食べたあと、午後からはA班みんな一緒に、歌をうたったり、ゲームをしたりする。そのとき、Ｂ班は、入浴となるのだ。
そこのデイサービスの管理者でもあり、機能訓練指導員でもあるＯＴの糸井きくさんが、鎌倉さんの最後の生徒となった。そのとき、糸井さんは28歳、新宿けやき園の副主任でもあった。

利用者は、地区ごとに、送迎車でやってくる。別の日の朝の様子だ。

９時15分。最初の利用者３人が到着。うち２人が車イス。全員、女性だ。歩ける人は、何故かいつもトゲトゲしているＡさん。「自分のところには、自分で行くからいいの！」と言い放ちながら、サッサと家から持ってきた手提げ袋を握りしめて、自分の名札が置かれた席に着く。残りの車イスの人たちは、スタッフが外靴を内履きに履き替えさせたり、荷物をロッカーに入れたり、洗面所に行き手洗いとうがいをさせたりしてから、席まで車イスで移動したのち、車イスから普通のイスに移乗させる。ここの施設は、徹底して車イスから普通のイスへ移乗させる。これも、リハビリの一つなのだろう。
車イスのひとり、Ｂさんは、物腰柔らかく、礼儀正しくにこやかな人だ。周りの人やスタッフひとりひとりに「おはよう」と手を挙げて挨拶する。Ｂさんの席は、トゲトゲのＡさんの隣なのだが、そのＡさんもＢさんが手を挙げてにっこり挨拶するもんだから、それにつられてにっこりとする。コミュニケーションというのは、本当に不思議だ。何も裏のないＢさんの態度が、Ａさんの気持ちを柔らかくする。イソップ寓話の『北風と太陽』の話を思い出す。

もうひとりの車イスのCさんに、スタッフがイスに移乗させる前に「お手洗いは？」と聞いた。Cさんは「行くー！」と叫ぶ。スタッフはあわてて車イスのままトイレへ。もしかすると、家で済まして来なかったのかもしれない。

スタッフが到着した利用者にお茶を配っていく。そのあと、体温と脈を測り、連絡帳をチェックし誰もがすぐに見られるようにその日のページを開いたまま、事務デスクに並べていく。

トイレから戻って来たCさんと話を始める鎌倉さん。今日の鎌倉さんは珍しく、Gパン姿。その上にグレイの綿ニットの長めのカーディガン、足元はいつも履いているグレイの革のローファー。「Cさん、朝早く起きますか？　自分で起きられますか？」と鎌倉さん。Cさんは、「自分で起きますよ」と答える。

9時30分。第二陣到着。総勢5人だ。5人中男性が3人。利用者は、女性が圧倒的に多いので、珍しい光景だ。杖をついて現れた92歳のDさん、スタッフに手引きしてもらいながら何とか歩いている寡黙なEさん、ちょっと偉そうなFさんも自分の足でスタスタと登場。ここまでがすべて男性。あとは車イスのGさんとHさん。一気に部屋がにぎやかになる。

9時40分。第三陣到着は、2人とも車イスの女性。そして、第四陣は5人。そのうちたったひとりの男性のIさんは、とにかく、いつも家に帰りたい人だ。しかし、その日は、若い女性の実習生に声をかけられてご機嫌だ。私の最初の見学日に、利用初日だったJさんも、同じく車イスで来場。そして、その日の利用者の中で一番症状が重いと思われるKさんも、顔をのけぞらせ口を開けたまま、車イスで登場した。

午前10時。利用者全員集まって、朝の会が始まった。その日の司会は、糸井さんだった。

「みなさま、おはようございます。先週は、あじさい見学をしました。みなさん、関東地方であじさいのきれいな場所を知っていますか？　Dさんいかがですか？」と糸井さん。

「あんまりきれいなところ知らないね」とDさんはつれない。Cさんも「知らないね」と同調

糸井さんは、めげずに続ける。

「今日は、いつものグループで動いてください。B班の人は、午前中はお風呂に入っていただきます。ではLさん、今日の献立を読んでいただけますか」

ホワイトボードに、入浴やリクレーションなどの今日のスケジュールと献立、おやつが書かれているのだ。Lさんは、何とか、ホワイトボードに書かれたメニューを読み上げた。

朝の会のあと、鎌倉さんは認知症の検査を始めた。

鎌倉さんは、まず、家庭から来た連絡帳に目を通す。鎌倉さんは、月に1回しか来ていないので、この日初めて会った利用者もいるのだ。そして、鎌倉さんは、糸井さんが忙しくて検査できない人の認知症の検査を開始した。使ったのは、N式精神機能検査（改訂版）だ。

最初はクモ膜下出血で高次脳機能障害になったJさん。ずっと背中を丸めて下を向いたままで、よだれがときどき垂れてしまうJさんの左側に鎌倉さんは座り、耳元に声をかける。

「とても簡単なことを伺ったりするので、お気を悪くされるかもしれませんけれど、Jさんの得意なことや苦手なことを、私たちが分かるためのお願いなので、よろしくお願いいたします」

Jさんは、68歳。最初は、鎌倉さんの呼びかけに、Jさんは反応していないように思われた。まず、1問目。「念のために、お年を教えていただけますか？」と鎌倉さん。

「……歳です」と、小さな声で、Jさんは答えたようだったが、私には聞き取れなかった。「念のためです。ごめんなさい。今日は、何月何日ですか？」という鎌倉さんの2問目の問いかけに、沈黙が続く。鎌倉さんはじっと待ちながら、ときどき、Jさんのよだれを拭き取る。「こういうことを聞かれるの、つまんないですか？」と鎌倉さんはJさんに訊ねる。Jさんは、かすかに横に首を振る。聞こえているようだ。

「じゃあ、手を出して下さい」と鎌倉さん。すると、Jさんは障害が出ていない右手を、軽く握ったまま手のひらを下に向けて、テーブルの上にゆっくりと差し出したのだ。

そのあと、鎌倉さんは、ひょいと靴のままテーブルに飛び乗った。

ずっと下を向いたままのJさんの正面に正座するように座り、かがみこんでJさんの顔を下から覗き込んだ。とても70歳とは思えない軽やかな身のこなしだ。そして「私のこと見えますか？」と鎌倉さんは言った。Jさんは見たのだろうか。私の位置からは、分からない。

今度は、鎌倉さんはテーブルから降りて、今度はJさんの左脇にしゃがみこみ、Jさんの左手に触って「左手、動かせますか？」と訊く。しかし、Jさんの左手は、動かなかった。

次に、「動かしますよ」と、鎌倉さんはJさんの左手をテーブルの上に持ち上げた。そして、左手をテーブルの上に載せ「左でパーができますか？」と訊ねるが、左手は動かない。

「じゃあ、私の指を握ってみて」と鎌倉さんは、Jさんの左手に自分の指を絡ませる。しかし、Jさんは、下を向いたままだ。鎌倉さんは、今度はJさんの右手を左手のところに持って行き、「左手感じます？　右手で触っている感じします？」と訊いた。Jさんは少しうなずく。

そんなふうにいろいろ試したあと、鎌倉さんは、再び精神機能検査に戻った。

絵の時計の針は10時10分を指している。「何時ですか？」と、鎌倉さん。Jさんは答えない。

「よく見えますか」と、鎌倉さん。Jさんは、「……見えます」とつぶやいた。

そんなやりとりが続いたあと、「10時10分」とJさん。Jさんは、見えているし、分かっているのだ。

「次のお願いは、知っている果物の名前を、できるだけあげてください」と鎌倉さん。そして、ストップウォッチを押す。30秒間でいくつ答えられるかという設問だ。Jさん下を向いたまま、目をしばたかせながら考える。「たとえば、リンゴとか、ぶどうとか」とヒントを与える鎌倉さん。Jさんは、目を上げて遠くをぼんやり見つめてから「桃………」と言った。しかし、そのあと、Jさんは30秒経っても、それ以上出てこなかった。

「今の質問はおしまいです。めんどかったですね。ごめんなさい。もう少し続けてもいいですか？」と鎌倉さんが訊ねた。このとき、「いいですよ」と、はっきりとJさんは答えた。

Jさんの検査中に、その隣では同じグループの5人の利用者が大声で歌っていた。

昼食前の「お口の運動」である。これは、誤嚥をふせぐための口の準備運動である。最初の歌は「みかんの花の咲く頃」。みんな楽しそうに歌うので、結構にぎやかだ。

「私がいくつか数字を言いますから、その数字を………」と鎌倉さんが言おうとしたら、他の利用者たちが歌う「青い山脈」がどんどん盛り上がってきて、いったん検査を中断する。

「ちょっとうるさいですね。この歌、聞き覚えありますか？」と鎌倉さんが言うと、Jさんは「あります」と答えた。そこから、〝出身地は？〟といった、ごく普通の日常会話が続いた。

そんなふうに、その日、鎌倉さんは、午前と午後、合わせて4人の検査を行った。

84歳のMさんは、自分の年齢も、今日の日付も、指の名称も、両手のひらを交互にグーパーを繰り返すこともできなかった。ただ、反応が早いので、Jさんより短時間で検査が終わった。

92歳のDさんは、ほとんどが正答だったが、すぐに話が脱線し、自分が何故100歳まで生きなくちゃいけないのかという話になり、両親の墓を建てるためだと言ったあと、男泣きした。

72歳のAさんは、検査をすることは了解したのだが、鎌倉さんが「とても簡単なことを伺ったりするので、お気を悪くされるかもしれませんけれど」と言うと「そんなことは全然考えていません！」と叫んだ。検査途中で、自分の回答が違っていることに気づいたらしく、一層機嫌が悪くなった。鎌倉さんは「不愉快にさせてしまって申し訳ありません」と、検査を止めた。

私は見学中、ときどき、鎌倉さんと立ち話をした。

「時間がゆったりしているでしょう」と、あるとき鎌倉さんは言った。

「一緒にいることが、出発点だと思うの」そう言ったあと、それまではスタッフ全員で、利用者全体をみていたのを、担当制に変えたほうがいいと糸井さんに話したことを教えてくれた。

最初、スタッフは反対したが、糸井さんが粘り強く話して担当制に変えたところ、遠巻きに利用者たちを眺めていたスタッフが、利用者と一緒にいるようになったとも話してくれた。

「デイサービスというのは、結局、看取りのプロセスなんですね。ある日、突然いなくなるんです。別れも無く存在しなくなる」。これはNさんのことを話していたときに出たコメントだ。

見学初日、どんなにスタッフが止めてもヨロヨロと徘徊を続けたNさんは、1カ月後、2回めの見学のときは、徘徊しようと立ち上がりかけるのだが、すぐに疲れてイスの上で寝てしまうようになっていた。そして、3回めに行ったとき、Nさんはお休みだったのだ。

「皆、ここに来れば友だちができると言う人がいるけれど、実際はそうではないと思うんです」

そのことは、見学しているとよく分かる。ほとんど、お互いにコミュニケーションをとっていない。それぞれが自分勝手に動いている。

そこへ、スタッフが語りかけ、働きかけ、やっとゲームができるのだ。決して、自分たちから他の利用者に働きかけたりはしない。

「こういう世界のOTというのは、その人が生きている時間を少しでも一緒にいて、何かができるようにその人の反応を引き出すという仕事でいいだろうと思うんです。人はどんなときも自分の力を目一杯活かしたいだろうと、思うんです。でも、こういった場所のOTは、歴史があまり長くない。認知症の人たちが出て来たのは1980年代以降のことです。なので、まだまだ現場では、直感的にやっていることが多いんですね。そっとしておいてあげるのがいいときもあると思うし、一緒にいたい人は一緒にいる、抵抗する人には、そういう時期もあると考える、ということだと思います。どっちにしても、人は構って欲しい存在ではないでしょうか。ときどき孤独、ときどき共存を望んでいるんじゃないかしらって思うんですね。だから、こういうところは、たくさんの場を散らばしておいて、いろんなところに参加できるようにすればいいと思うんです。なので、いろんな活動ができるメニューをもう少し増やしたほうがいいと思うけれど、担当制にして一緒にいるという形にしたのは、つい最近のことなので、これからだと思うんです。それにしても、こういう人たちの残っている力を見つけるのは難事業ですね」

「老人保健法ができた1980年代の頃から、認知症が問題の前面に出て来たんです。だから、まだまだ、歴史が浅い。今の制度だと、認知症100人に対してOTがひとりぐらいだと思うんですけど、それだと、集めて集団ゲームをするといった、ゲーム中心になってしまうんですね。個別プログラムのほうも、塗り絵が主流になっちゃってますね。これらをどうするかは、これからの課題だと思います。手も足りないので、メリハリをつけてやるしかないですが、1日のうちどこかに、濃い時間を作れないかと思うんですけれどね」

午後は、3時におやつを食べたら、あっという間に帰宅時間になる。

その日の3時のおやつは、アップルケーキ。お手伝い当番の利用者がホットケーキミックスとリンゴを混ぜ、それをスタッフが焼いていく。部屋中が、甘い香りでいっぱいになる。レクレーションのほうも終わり、それぞれの席にスタッフが移動させる。そして、アップルケーキとお茶が配られる。

スタッフにとっては、ここからが1日で一番忙しい時間だ。帰宅準備に入るからだ。一番早い班は、3時45分出発。スタッフは、それまでに、自分の担当の利用者の連絡ノートに、お風呂に入ったか、飲んだお茶の量、その日の様子などを書き入れ、おやつを終え、車イスに移乗し、トイレを済ませ、荷物をロッカーから出し、身支度しなくてはならないのだ。利用者たちも、一気に帰る気分になるのだろう、みんな落ち着かなくなる。

ああ、やっぱり、みんな家に帰りたいんだなあと思う。

来たときと同じように、班ごとに順番に帰って行くのだが、最後のグループは4時45分発。最後の班のGさんは待ちくたびれたようで、機嫌が悪くなった。スタッフがトイレに行かせようとするが「行かない。行きたくない。あんたが行きたいなら、行ってくればいいじゃない」と主張する。

そうやって、利用者を全員送り出したあと、デイサービスの部屋は、やっと静まり返った。

鎌倉さんと糸井さんのミーティングが始まったのは、6時40分からだった。

利用者を送り出したあと、スタッフミーティング。そして、糸井さんにはもう一仕事ある。実習生の指導だ。それが終わってから、やっと鎌倉さんと糸井さんのミーティングが始まった。

鎌倉さんは、このあと長野に帰る。諏訪までの電車は1時間に1本で、最終は新宿発9時。「最終でもいいので、ゆっくりやりましょう」と鎌倉さんは、糸井さんに言った。

まず、今日、鎌倉さんが検査した人たちの評価を、一通りお互いで検討し合う。

そのあと、次は、デイサービスの運営についての話へ移った。

一つ目は、その日のスケジュールや献立を書くホワイトボードの使い方についてだった。どうやら、鎌倉さんは、今のホワイトボードの使い方が利用者にとって分かりにくいので、変えるようにと、糸井さんに宿題を出していたようだ。しかし、「午前」、「午後」、「お昼ご飯」、「おやつ」と書かれた札は、利用者たちが書いたものであったりして、簡単に変更できない事情もあるらしい。ふたりで話し合った結果、レイアウトを再考することになった。

鎌倉さんからの提案で始まった担当制のことに話が移る。せっかく担当制にしたのに、担当スタッフがいないミーティングに意味があるのかというテーマだった。現状では、フルタイム、パートタイムとスタッフの働き方が違うので、一堂に揃うことが難しいのだ。鎌倉さんは、糸井さんと担当者がどこかで打ち合わせできるような時間は持てないか、できるだけシンプルな方法で、とアドバイスする。

他にもいくつかのことについて意見交換し、ミーティングは終了。時間は8時だった。

「糸井さんは、若いのによくやっていると思いませんか？　このあとも、まだ仕事があるから、まだ帰れないはずなんです」と、帰り際に、鎌倉さんは、そう私に話しかけた。

鎌倉さんの最後の生徒、糸井きくさんのこと。彼女は国福大出身のOTだ。

「それまでも福祉系の仕事には興味があったんです。でも、介護職とか社会福祉士とか、調べたけれど、何かが違うと思っていた矢先に、テレビでOTを見たんです」

と、糸井さん。仕事をするなら、こんなふうに自分も楽しみながら、何らかの障害を持っている人を支えられるといいなと、糸井さんは思ったのだ。大学のパンフレットを取り寄せて、国福大に決めた。糸井さんは、親とは自宅から通うという約束をしたので大学4年間、自宅のある埼玉県上尾市から大学のある栃木県大田原まで、片道3時間かけて通った。すごい根性だ。

そして、まず、大学の授業のビデオで、鎌倉さんに出会うのだ。

「高次脳機能障害の授業で、鎌倉先生が患者さんの検査をやっているビデオを流したんです」

そして一度、4年生のときに鎌倉先生の『研究法』の授業を受けたこともあると言う。

「中身は論文の書き方だったんです。そのとき、OTにも研究が必要なのかな、っていうふうに思いました。一応授業を受けたなあ、鎌倉先生が話していたなあという印象しかないんです」

糸井さんは、真っ直ぐに臨床家としてのOTを目指していたのだ。

大学を卒業後、大学関連施設の那須塩原市の老人保健施設マロニエ苑に4年務める。そろそろ実家に近いところへ移ろうと思っていたときに、再び大学から新宿けやき園の話が来た。

「けやき園の施設長が杉原先生だと言われて、杉原先生と一緒に働くチャンスはなかなかないかなと思ったんです。杉原先生はOTの領域ですごい人というのは分かっていましたし、臨床も発達を専門にやってらしたので、もっと近くで学べたら、いいなと思っていたんです」

開所して少し経ってから、鎌倉さんは、糸井さんを指導するためにやってきた。

「最初は、緊張はしましたけれど。先生は何でも聞いてくださるし、私のために時間もとってくださいます。先生がいらっしゃることで、本当に私は助かっています。何でも話します」

と、糸井さん。最初の頃は、月に2回、半日ずつ。少し経って、月1回、1日となった。

ここのところは、ふたりの話は、もっぱらホワイトボードのことだった。これまでも、いろいろ、利用者たちを巻き込む工夫をしてきた。それでも、鎌倉さんは、納得しなかった。

「あのあとホワイトボードは、決まりました。先生と叩き台みたいなのを作って職員に見せて、そのあと職員の意見を入れていって、最終的には作り替える職員も決めて、結構変わりますね。一番大きく変わったのは、縦書きにしましたね。利用者さんにも意見を聞いたんです」

なるほど。高齢者には、縦書きのほうが読みやすいのだ。

鎌倉さんのアドバイスに従って担当者制にしたときの話も聞いた。

「最初、反対意見が出たんです。そのときに、何で必要かという話をしました。漫然と見ていると、ひとりひとりが見えてこない。担当をつけることで担当の職員がしっかりひとりひとりをみることができる。あと、人数がもっと増えてくると、何となく見ているとひとりひとりの様子の見落としが出てくるし、リスクも上がってくる、というような話をしました。じゃあ、とりあえずやってみようという話になって、職員会議が2週間にいっぺんなので、その度に、やってみてどうですかと意見などを聞いて、やっと継続になっていったっていう感じですね」

担当制になって、次に問題になっていたのが情報共有だった。利用者の情報を共有するために、できる限り全員が参加できるスタッフ会議を開きたい。しかしパートタイムのほうが多く、どの時間に会議を設定するかが難問だった。日中は利用者がいて手が足りないほど忙しい。朝からのスタッフは、夕方はいない。そして、朝はいないスタッフもいるのだ。

家族から聞いた情報や、今日一日、利用者に起ったさまざまな情報を、担当者だけでなく、スタッフ全員がどうすれば共有できるのか、糸井さんと鎌倉さんは何回も話し合っていた。

そして、やっと糸井さんは、昼の休憩時間のあと30分、12時半から13時まで、火曜日はA班担当の職員、木曜日はB班担当の職員で、スタッフ会議を開くことにしたところだ。そこに至るまで、糸井さんはスタッフひとりひとりに意見を聞いた。糸井さんは、なかなか粘り強い。

鎌倉さんは2010年7月26日を最後に、突然、けやき園を辞めた。

その日は、私は他の用事があって、けやき園に行けない日だった。

「仕事が終わってから、外に呼び出されて、〝今回で〟って突然言われたんです。その日のお昼の休憩のときに、施設長にたまたま会って、そのことを聞かされたんです。でも、先生に言われるまで待とうと思って、その日の午後を過ごしたんです。鎌倉先生がたまたま、その日、夕方に出かけられることになって、あとで連絡するから、お時間空いている？　と言われて」

そして、けやき園ではなく、外で、鎌倉さんから辞めると聞いた。

「やっぱり、突然だなあと思いました。残念だなって思います。施設長には、あなたは鎌倉先生の最後の生徒になるのよ、と言われました」

最後の生徒糸井さんは、鎌倉さんから何を学んだのだろうか。

「デイサービスのあり方とか、いかに自分以外の人をうまく動かすかとか、そういうのをいっぱい学ばせていただいた気がします。気がするというのは、先生ははっきりおっしゃらないからです。私は、先生が初めにここに来ることを知ったとき、ＯＴに関することをいっぱい教えていただけるのかなと勝手に思っていたんですけれども、そうではなかった。鎌倉先生は一緒に過ごしている中で、先生がこうしたほうがいいよと気づいた部分を具体的には言わずに、何となく私に気づかせたりとか、提案する形で話をされることによってやってきたと思うんです。担当制も、私の中でやりたいと思っていたところもあるけれど、それを実際に実現するきっかけをくれたのは、先生だったような気がします」

そうやって、けやき園で少しずついろんなことが回り始めたところだった。

「なので、先生がもう来ないと言われて、すごくショックでした」

鎌倉さんは、糸井さんに、独自の認知症の評価表を作るようにけしかけていた。


糸井さんが、普通の評価表では、何かが足りないと、鎌倉さんに話していたからだ。

「よく使われている認知症の精神機能検査は、生活が見えてこないんです。もっとその人の生活の中で、何ができなくなったのか、何ができるのかが分かるテストがあったらいいなと思うんです。同じ点数でも、N式の点数が変わっていなくても、実際に本人を見ていると変わっていることを感じることがあるんです。進んでいるなとか思うことがあるんですよね」

根っからのOTの言葉だ。だから、鎌倉さんは、〝糸井式〟を作ろうとけしかけていた。

「先生は、そういうふうにいろんなものを残して行くけれども、〝あとは託す〟って」

ほとんど感情を顔に出さない糸井さんが、ちょっと涙目になったように見えた。

糸井さんは、今後研究するしかないと、私は思う。研究して、糸井さんの思う評価表を作るべきだと、私は思う。糸井さんの臨床家としての知識と技術を形にして、他に伝えていくべきだと、私は思う。

その7月26日を過ぎてから、鎌倉さんから私に来たメールに、けやき園で出会った認知症の人たちのことを〝忘れがたき人たちになりました〟と、書いてあった。鎌倉さんらしい言葉だ。

最後に、糸井さんに訊いてみた。OTとはどういう仕事かと。

「その人の生きるということを、支えていく仕事だと思います」

第12章

「作業療法士・鎌倉矩子」が、みんなに託したこと。

鎌倉母娘の夏の朝は、蜂蜜シナモン入り納豆サンドで始まる。

２０１０年の鎌倉さんの夏の暮らしだ。

「母に起こされるんです。何故か、母は、朝だけ意識がちゃんとしているんですよ。私の目覚ましが6時に鳴るでしょ。そうすると、鳴っているよ、鳴っているよ、って言って、自分は起きて着替えをしてるんです。着替えは自分では探せないので、私が揃えておくんですよ。そうしないと、あるものみんな着ちゃうから。それで、起きて、朝ご飯を作ります」

ふたりのお気に入りの朝食メニューが、なかなか面白い。

「いろいろ変遷がありましたけれども、最近はメニューが決まっているんです。今は、トーストした食パンに、オリーブオイルを染み込ませます。それに蜂蜜を塗ります。シナモンパウダーをかけて、納豆を混ぜて、母のと私のに、半分ずつ載っけて、二つに折り曲げて食べる」

蜂蜜シナモン入り納豆サンドである。どんな味なんだろう？

「美味しいですよ。その他に、野菜ミックスジュースを作ります。それは5種類から7種類の冷蔵庫にある野菜や果物を、大きなミキサーに入れて、お水とお砂糖とお酢を入れて、ガーッと1分間回したのをふたり分のコップに入れます。その他に紅茶ですね」

中田さんが言っていたが、鎌倉さんは大のお茶好きである。その日の気分で、お茶を選ぶ。

「ル・ピシアというお店を知っていますか？　田舎に来るとお買い物が不便なんで、インターネットで買っているんですけれども、お茶系の専門店なんです。その他にカスピ海のヨーグルト。それを器に入れて、えーと、えーと、そうだ、カルダモンとお砂糖を入れて」

NHKの朝のドラマを見ながら、ふたりで食べる。

「そのあと母は、今は、リビングのソファで、日長居眠りしています。ザッツ・オール」


それから、鎌倉さんの家事タイムだ。そして、夏の今は、庭仕事へとなだれ込む。


「家事が結構あるんですよ。あと片付けするとか、掃除するとか、洗濯物が多いんですよ」

そう、主婦の朝は忙しい。そして、庭仕事である。

「その次に1時間くらい庭仕事をします。シーズンによって、いろいろ違うんだけれども、今は、ちょっと臨時スケジュールなんですよ。夏は庭仕事がとっても忙しい。草取り、消毒、草刈り、花柄摘み、うんぬん。結局、なんだかそれに追いまくられて」

汗だくになって帰って来て、シャワーを浴びて、着替えて、今度は、昼ご飯の支度だ。

「くたくたですので、お昼ご飯は、大体、おそばとか冷やし中華とか、麺類ですね」

そういったものをひとりぶん作って、ふたりで食べる。

「午後はね、あまりに暑くて、庭仕事はすぐにできませんので、暑い時間は買い物に行くとか、インターネットでメールのやり取りをしたりとか、新聞を読むとか、本を読むとかあって、夕方、陽が陰ってから庭仕事をして、それから、また、夕飯の支度とか一連のことがあって」

充実したスケジュールである。さて、夕食である。

「別に特別なものはないですよ。一応一汁三菜は心がけます」

そして、とっぷりと日が暮れて、夜が来る。

「夜は、母はまた居眠りしていますけれども、私は本を読んだり、日記をつけたり。日記と言っても大したものじゃないですけれども、まあ、いろいろ雑事をします」

定期購読している雑誌は、週刊誌の『アエラ』(朝日新聞出版)と季刊誌『考える人』(新潮社)。ちなみに、今、読んでいる本は、『それでも、日本人は「戦争」を選んだ』(加藤陽子著、朝日出版社)。その前にインタビューに行ったときは、作家・椎名誠氏の妻である渡辺一枝氏の『チベットを馬で行く』(文藝春秋)だった。あるとき、オバマが大統領になるずっと前に書いた『マイ・ドリーム　バラク・オバマ自伝』(ダイアモンド社)の話が出た。ヒラリー・クリントンの自伝も読んだが、オバマが大統領に選ばれた理由がよく分かったと話してくれた。

「最初は、何でこんなことをしつこくごちゃごちゃと書くのかと思ったんだけれども、最後がすごいんですよ。最後で、ああ、このことを言いたかったのかと分かるんです」と教えてくれた。このとき、私は、鎌倉さんは、好奇心の人だと思った。

人並みに、趣味も始めた。

日本画を習い始めたところだ。日帰りで、東京・青山に2週間に1回通っている。

「やりかけてみたら、思った以上に面白いと思いますね。そこを選んだのは先生の絵がよかったからです。日本画をやりたかったのではなくて、先生の絵を見ていいなと思って決めました。始めたばっかり。楽しい。でも、見せろなんて言わないでくださいよ」

日本画は、ラピスラズリーや珊瑚（さんご）、孔雀（くじゃく）石などを細かく砕いたものが絵の具だったりして、それだけでも十分に鎌倉さんの好奇心をそそりそうな気がする。

そして、念願の庭いじりである。鎌倉さんの庭はイングリッシュ・ガーデンふうだ。芝生の庭の中央にあるヒメコブシの根元に、何種類もの草花が植えられている。庭の片隅には、ナイアガラという品種の葡萄棚もあって、２０１０年の秋には、軽く３００を超える葡萄の実がなった。我が家にもおすそわけがあったが、明るいグリーンの実は甘酸っぱくて美味しかった。

「うん。庭仕事はやりたいことが、いっぱいじゃないけれども、あります。ただ、庭仕事というのは、大変息の長い仕事だから、絵のようにはいかない。絵は塗ってみれば分かるけれども、庭は1年以上経たないと分からないものですから、とても息が長い。ゆっくりやらなくちゃいけない。私の寿命と、どっちが長続きするかなあと思って、心配なんです」

え？　心配なんだ？

「うん、まあ、両方です。だって、何だって10年やらないと分からないと思っているんです、私は。だから庭だって10年やらないと分かんないし、絵だって10年やらないと駄目ですよね」

じゃあ、最低、10年は頑張んなきゃいけないってことではないか。

「そうなんですよ、せめて80歳まで元気でいたいんですね」

仕事もそうやってきた。そして、引退したあとも、10年かけてやるものを見つけたようだ。

田舎に引っ込もうと思った理由。

「だって、空気はきれいだし、庭仕事は楽しいし、それに……」

と、鎌倉さんはまるで歌うように語り出した。しかし、そのあと、声を潜めた。

「でも、本当のこと言うと、広大にいた時代に、力を出し尽くしちゃったと思うんです。私の意識の中では、もう十分働いたと。国民の平均的義務は果たしたんじゃないかと、そういう意識があって、もう休ませてっていう気持ちが、実は強かったんです。60歳過ぎる頃から」

ふーむ、でも、本当はやり残した研究も、いくつかあったと言ったではないか。

「うふふふ、そうですね」

それに、教師や研究は無理だとしても、臨床に戻ることもできたのではないか。実際に、岩崎さんは、大学を定年退職したら、また、「希望の家」に戻って、臨床家に戻ると言っていた。

「あのー、臨床へ戻りたいという気持ちはありましたけれど、それは無理だろうなっていう気持ちがありました。もう年食っちゃってる。つまり病院側からは、私は使いにくいと思うんですよ。だから、そんなことを望んでも無理だろうなって気持ちがありました。私は生まれつき不器用で、とにかく〝全〟か、〝無〟か、みたいなところがあるんです。もし、やるんだったら全面的にしっかり四つに組みたいみたいなところがあるので、ほどほどに、軽快に仕事を進めるということがとても下手なんですね。私の最大な欠点ですね」

臨床家、研究家、教育者。鎌倉さんは、どの仕事が一番面白かったのだろうか。

「一番面白いのは、臨床だと思います。ですけれど、臨床の仕事から、一つの実りを得るためには、どっぷり浸からなくちゃいけない。それは、ちょっと境遇的に無理だったから仕方が無いと思いますね。研究はどうだろう？　才能があって、これもやっぱりどっぷり浸かって、長い期間やらないと本当の成果は得られない。それは本当に中途半端になったと思いますね」

ええっ⁉　鎌倉さんは、自分のやった研究を中途半端だと言うのだ。

「『手』については、あるところまでできたと思いますけれど、認知系については中途半端になったと思います。認知系はね、臨床も中途半端ですねえ。教育のほうは、一所懸命時間をかけたけれど、なかなか成果は上がらないものですよね。学生がよく成長してくれれば、10年先、20年先に分かることなんですけれど、まあ、どこかで実ることもあるのじゃないかなあと、そんなふうに思っています。私が教員として一番好きなのは、自分がちょっとヒントを与えたり、助言したりすると、学生が、私が思ってもいないような考えや結果を出してきたりするんですね。それが、好きなんです。それが、教育というものの醍醐味かもしれないと思いますね」

けやき園で見学していたときに、鎌倉さんはOTとして働くなら、自分は施設ではなく、病院のほうがいいと言ったことがある。

「えーと、大雑把に言うと、病院だと病気のあとまだ間もない時期ですから、変化する可能性が比較的大きい時期ですし、本人も、周りも、私も、障害を減らしたり、力をつけたりすることに主力を置くことができる。だけど、介護施設になると、もう病気のあとの回復的変化というのはあまり期待できなくて、特に認知症だと悪くなっていく一方ですよね。だから、基本的には、それに寄り添う仕事になると思うんですよ。そうすると、ここから先は、あくまでも、好みの問題なんですよ。どっちも大事な仕事なんだけれども、寄り添うっていうことは、優しい対応をまず前面に出さないといけないでしょ？　それでいて、変化が少ない。そして、それを受け入れる。私、優しさを前面に出すっていうのは、苦手なんですよ。だって、それってとても大事だけれども、仕事の中心には据えにくいって思いません？」

そう、突然聞かれた。私は、最初、その意味がよく分からなかった。

「私の中でも、明瞭ではないんだけれども。何だろうなあ、優しさって。理屈っぽくいうと、観念的な優しさと、技術的な優しさって、きっとあると思うんですね。私、基本的には、ある程度は、観念的には、優しくしていられるような気はするんです。だけど、技術的には、子どものときから、そういうふうなのは苦手だなと思っていましたから。優しさの表現、例えば仕草に出すとか、そういうことが苦手だと思ってきました」

優しさの表現や仕草なら、私も苦手だ。世の中を見ていると、そういうことが自然にできる人がいる。そういう人たちを見ながら、自分は冷たい人間なんだろうかと、自問自答していたりしていた。しかしOTは、OTとして、そういう技術が求められるということなのか？

「したほうがいいんだろうと思うんです、たぶん。それは、病院でもそうなんだけれども、施設では、その比率が違うんだと思うんですよ」

患者に対するときの、優しさの比率が、施設のほうが高いということなのか。

「ウェートが違う。私も、そこ整理がついていません。ちょっと話が飛ぶけれども、看護師の人たちっていうのは、看護を学問にする上で何をしたらいいのかって、すごく悩んでいるんですけれども。私の勝手な想像だと、寄り添うことや優しく接することを技術化することが、本当は重要な部分じゃないとかと、ずっと思っているんです。それはちょっと置いておいて、私にそこの整理がついていないからなんでしょうね。私には、優しさっていうものは、売るもんじゃないっていうような照れがあるんですよ、どっかに。たぶん、そうじゃないかなあと思う」

私は、鎌倉さんが病院がいい、と言ったのは、訓練の効果が見えやすいからだと思っていた。

「それは、あります。だから、全く好みの問題なんだけれども、私は、前進的なもののほうに、やっぱり惹かれる、変化があるものに惹かれる、そういうたちなんだと思うんです。だから、病院のほうが私には合っているだろうなって、うん。ただし、私が臨床をしていた頃のように病院で仕事ができるならですね。今はちょっと、事情が違っているかもしれないですね。話に聞くと、めちゃめちゃ、コマネズミのように目まぐるしく働かされているらしいので」


鎌倉さんが臨床を始めた頃と、善くも悪くも、今の現場は大きく変わっている。

「診療報酬が、どんどん、どんどん、目まぐるしく変わって、医療全体が効率化を求めるようになったんです。そうすると、大所高所から見ると、セラピストというものは、どんどん動いて、とにかく訓練してくれればいいっていう感覚に、管理上はなるんだと思うんですね。昔の私みたいに、分からないものに相対して、じっくりものを考えながら、ああかなあ、こうかなあと、試しながらやっていく学問上の面白さを追究する余地は、今は、時間的に厳しくなっていると思うんです。そして、インフォームド・コンセントっていって、何でも承諾を得なくちゃいけない。前は、治療に関連するんだから、わざわざ承諾を受けなくても試していたんですよね。それがしにくくなっている気配があるんです。そのことも、医療現場を辛くしているんじゃないかと思うんですね。医療というのは、私が思うのに、もちろん相手のお役に立ちたいと思って仕事をしているんですけれども、お役に立ちたいということが半分、もう一つは私の知的好奇心も満たさせてねっていう密かな気持ちがあると思うんですね。その、二番目の密かな部分が今圧迫されているかもしれないんです」

人の役に立ちたいとも思うけれど、人の役に立ちたいだけでやっていると、その人の心は消耗していくと、私も思う。自分にとって、この仕事をやってよかったという何かが無いと辛い。

「私も、辛いと思います。その中で私がうまく解け合っていく自信全然なかったし、そんなところに無理に入って行くとご迷惑だろうと思って、それで我慢したっていうことはありますね」

全く「野心」のなかった鎌倉さんに、鎌倉さんの「野心」を訊いた。

中田さんが、ＸＹＺ連記法のことをとりあげて〝世界を見ても、ああいうものはほとんど無い。画期的なことなんです。鎌倉先生がもっと世に出る気があったら、世界的な人になっていますよ〟と、絶賛していたことを伝えたとき、鎌倉さんは、ニヤリと笑った。

「えへへへ、そうかもなあ、うん。惜しかったですね。あのね、チラッと思うことはあるんですよ。私がもう少し野心があって、英語力の不十分さをものともせずですね、世界に打って出たいタイプだったら、世界に訴えたいことは、あることはあったなあと。それはありますね」

無欲の鎌倉さんにも秘めたる「野心」が、あったのである。

「一つは、手の見方ですね。もう一つは、ＯＴの見方。ＯＴの見方っていうのは、やっぱりねえ、私が望むようにはなっていない、です」

鎌倉さんは、すごく残念そうに言った。ＯＴの見方とは、どういう意味なのか。

「ＯＴ自身のＯＴの概念。ＯＴ自身が、とてもねえ不明瞭で、説明不足、説明下手になっていると思います。例えばあのー、………。ああ、こんなこと言わなきゃよかったなあ、勝屋さんに突っ込まれるから、この発言を取り消したいなあ」

そう言いながら、鎌倉さんは観念したかのように、深く息を吸い込んで、話を続けた。

「イギリスの場合はね、私が見た範囲だけで言いますけど、生活自助具の使いこなしのアドバイザーみたいなところに主力がいっているんですよね。住宅改造とかね。ウイルソンの仕事を手伝っているような人は、現場にはいることはいるんだろうけど、そういうものが、ＯＴが発信した研究業績として論文になっていることは無いんですね。本当に、無い。現場では、一部やってはいると思うけれど。つまり、現場でリーダーシップを取れていないと思いますね」

次は、アメリカの話だ。

「アメリカの場合はね、よく分かんないんですけれど、理屈を作るのが好きね。それは、アメリカの中でも、もしかしたら部分的な現象かもしれません。日本人が留学して行くと、理論に飢えているもんだから、それが素晴らしいパラダイムみたいに見えて、そのまま持ち込んで、それのそれこそ信者みたいになる。そういうタイプの日本人ＯＴが少なからずいるんです。もとはアメリカのＯＴにあるんですけれど、一部は理論に走る、現場には必ずしもつながらない理論に走るんですね。でも一方では、アメリカのＯＴが現場ではとても元気で仕事をしているという話も聞くんです。日本のＯＴのように自信喪失に陥っていないという話も伝わってくるんですよ。だから、現場ではそれなりの仕事をしているかもしれないけれど、それが科学の力にならないんですね。一方で観念的理論研究みたいなのがあるけれど、臨床から上がって来た科学的理論というのが、少なくとも文献の中には無いんです」

そして、この話は、こう続くのだ。

「一つのプロフェッションとしての知識体系が、まだ世界中どこにもできていないような気がするんですね。やっぱりそれをちゃんと説明できるような、教科書が無いなと思いますね」

おお*!!*　教科書問題だ。鎌倉さんは、アメリカにもイギリスにも、いい教科書が無いと言う。

「だから、私が野心家なら、これらを何とかしたいと。これは四分の三まで冗談です、うふふふ。でもね、人間が一生の間にできることなんて限られていますからね」

岩崎清隆さんは、鎌倉さんのことを真の技術者だと言った。

岩崎さんは、作家の司馬遼太郎氏の歴史観——司馬史観を例に挙げて、鎌倉さんは真の技術者だと言ったのだ。

「鎌倉先生がOTになられたときは、まだ作業療法の導入期だよね。まだ定着していないときに、途中で知って、入ったんですよね。司馬遼太郎さんは、新しい時代の変化というものが定着してくるのに、どういうプロセスを通って行くかというと、まず思想家が現れると言ったんです」

まず、思想家が現れて、次に軍人と政治家が現れて、最後に技術者が完成すると言ったのだ。

明治維新を例にとると、思想家は吉田松陰である。

「まず世の中こうでなくてはならないと考える思想家、吉田松陰が出て来て、その通りだと理想を実現しようという坂本龍馬だの何だのというのが現れ、大抵その人たちは革命が成功すると軍人とか政治家になって行くんだけれども、それだけじゃ駄目なんですよ。明治政府になって、ヨーロッパに派遣したりとかいろいろディテールがあって、いろんな領域の技術を技術屋が完成するんですよ。作業療法の場合は、五味重春先生とか秋元波留夫先生とか、そういう人たちが思想家ですよね。日本にリハビリ、ＯＴを入れなきゃいけないって言った。次にＯＴ協会を作らないといかん、学校のカリキュラムをどうするかとかいうのが、軍人とか政治家がすることですよね。矢谷先生とか、協会長になられた方たちは、そこですよね。その頃の人って大変なんですよ。学校で教えながらＯＴ協会で、ああだこうだと、やらないといけない。研究なんかやっている場合じゃないですから。でも、鎌倉先生は、もちろんＯＴ協会のこととか、委員長とかやるけどね、最後のその技術者なんです。技術者が、意味があるんですよ。もちろん技術者だけじゃ駄目だけれども、こういうのがまだ分かっていないとか、ここまでは分かっている、次はあなた方だよと示すのは、技術者なんですよ。そのプロセスで、アメリカからこんな方法があると導入してもいいけれども、日本初の日本のＯＴの実績を伝えていかないといけないじゃないですか。鎌倉さんは、ここに軸足を置いた唯一の人だと思うよ」

確かに、私もそうだと思う。鎌倉さんは、徹底的に技術にこだわったと思う。

「鎌倉さんは最初からトップよ、研究も実践も。それも研究のための研究じゃなくて、実践のための研究ですよ。確かな技術だけが人のためになるし、確かな知識だけが役に立つんですよ。鎌倉先生は、最初っから最後まで、確かな知識と、確かな技術、それを中心に据えて、そういうものが実現するためのカリキュラム、教育を考えられた。彼女はそれで生きたと思いますね」

こんなふうにも岩崎さんは言った。

「魂の自由人だと、俺はそう思っている。鎌倉先生は、自分の信じていることだけに、命をかけた。世間的な価値観からは、自由ですよ。だから、鎌倉先生に、いつまでもいて欲しいとか、引っ張って欲しいとか言う人はいるだろうけれども、鎌倉先生はそうじゃない。早く私にならえっ、右に出て来いって、そう叱咤激励しているんですよ。でも、なかなか出て来ないですよ」

出よ、「作業療法士・鎌倉矩子」を超えるOTよ！

最後の最後に、私はやっと書くべきことが見えた。

鎌倉さんのインタビューが始まったのは、2010年の1月だ。鎌倉さんには、鎌倉さんの自宅で6回、東京で1回、合計7回話を聞いた。講演は、作業療法学会のワークショップと高次脳機能障害研究会20周年記念講演の2回。新宿けやき園の朝から夕方までの記録が3日分。そして、8人のOT、1人のST、2人の編集者（正しくは、ひとりは元・編集者）のインタビュー。合計約76時間分の録音データと、3冊分の大学ノートが私の手元に残った。

それ以外にも、鎌倉さんの著書、論文、関連の書籍、リハビリテーション、脳、作業療法関係の書籍と、山のようなデータの中に、私は埋もれたのだ。

研究室で青ざめた顔をして、呆然とイスの背に寄りかかっていたゼミ生と全く同じである。

ただ、書いているうちに、鎌倉さんが、どんな気持ちで、どんなふうに作業療法という仕事に取り組んだかを、可能な限り、丁寧に、きちんと伝えねばならないと思った。

それはひとえに鎌倉さんが、作業療法という仕事に対して、真面目に、誠実に、一所懸命取り組んできたから、ということに尽きる。鎌倉さんは、臨床家、研究者、教育者、OT協会の理事として、自分のできる最善を尽くしたと、話を聞けば聞くほど、私は確信したのだ。

そのことを、今、OTとして働いている人たちに、知って欲しいと、私は心底思った。こういう人が、あなたたちの先輩にいたことを、同じOTとして誇りに思って欲しいと思った。

そして、ぜひとも、「作業療法士・鎌倉矩子」のあとに続いて欲しいと思ったのだ。

だから、私は「作業療法士・鎌倉矩子」が、あとへ続く人たちへ託すことを、たくさん、たくさん書いてきた。一つの大きなメッセージではなく、たくさんの小さな、けれど大切なメッセージを書いてきた。

そのたくさんの小さなメッセージを、一つでも多く受け取っていただけると、うれしい。

鎌倉さんからのたくさんの小さなメッセージは、どこかで必ず、あなたの仕事に、そして、人生に役に立つと思う。

最後の質問は「鎌倉さんにとって、作業療法とは？」

「へへへ、私にとって作業療法は、何だったか？　私の人生そのものだったと思います。結局、それしかなかったですね」

ちょっと否定的に聞こえたのだが、鎌倉さんは続けた。

「いやいや、別に卑下しているわけじゃなくて、作業療法だけに生きて来た、という意味です」

作業療法を鎌倉さんにとって価値あるものにしようと思って、やってきたということだ。

「そうですね。そう、思います」

逆に言えば、作業療法という仕事は、人生を賭けるだけの意味がある仕事だ、と言うこともできる。

そういう作業療法という仕事に出会えたということは、鎌倉さんも、そして、今、ＯＴであるあなたも、とても幸運なことだと、私は思う。実に、羨ましい。

鎌倉さんは『作業療法の世界』の終章で〝当たり前〟について書いている。

〝(前略) 障害者とは〝当たり前〟を奪われた人あるいは奪われかかっている人のことである。リハビリテーションとはその〝当たり前〟を取り戻す仕事なのだ

考えてみれば、〝当たり前〟を取り戻すとは、人権思想にほかならない。これが大切でなくて何だろう。〝当たり前〟にはひとの願いが詰まっている。実現するにはたくさんの切り口が要る。それを追究することが作業療法のおもしろさなのだ、といまは思う〟

私たちは、２０１１年3月11日以降、〝当たり前〟の大切さを本当に理解したはずだ。

いろんな人が生きていくための〝当たり前〟を、追究して、取り戻す仕事。

ほら、作業療法という仕事は、こんなに素敵で面白い仕事なのだ。

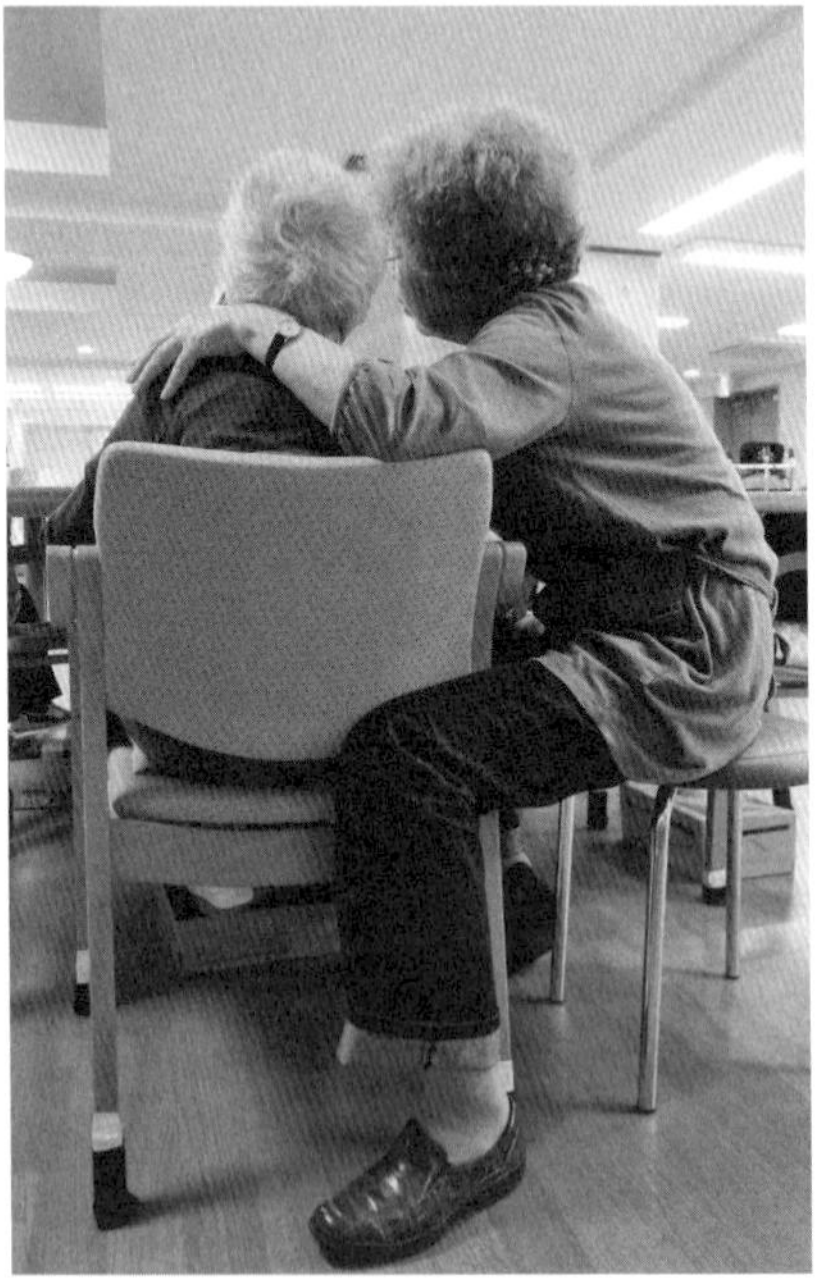

2010年6月、新宿けやき園にて。認知症デイサービス利用者と語らう鎌倉さん。

著者プロフィール

勝屋なつみ

かつやなつみ●フリー編集者・ライター
1954年生まれ。日本大学芸術学部映画学科撮影コース卒。フィルム編集、CMプランナーなどを経て、1983年マガジンハウス入社、2009年同社退社。在職中に、ムック『Dr.クロワッサン』を立ち上げる。雑誌『クロワッサン』元編集長。著書に『誰も語りたがらないウンチとオシッコの話』(シーピーアール）がある

作業療法はおもしろい

あるパイオニアOTのオリジナルな半生

2012年3月1日　第1刷
2017年9月20日　第3刷発行

著　者　勝屋なつみ
発行者　三輪 敏
発行所　株式会社シービーアール
〒113－0033　東京都文京区本郷3－32－6
☎03－5840－7561　FAX 03－3816－5630
E-mail sales-info@cbr-pub.com

ブックデザイン●上村浩二
印刷・製本●三報社印刷

ISBN 978-4-902470-78-9 C3047